W0264928

JULIA LANZKE

MOM HACKS

ANTI-VERSCHWENDUNG

Tipps für einen bewussten
und leichten FAMILIENALLTAG!

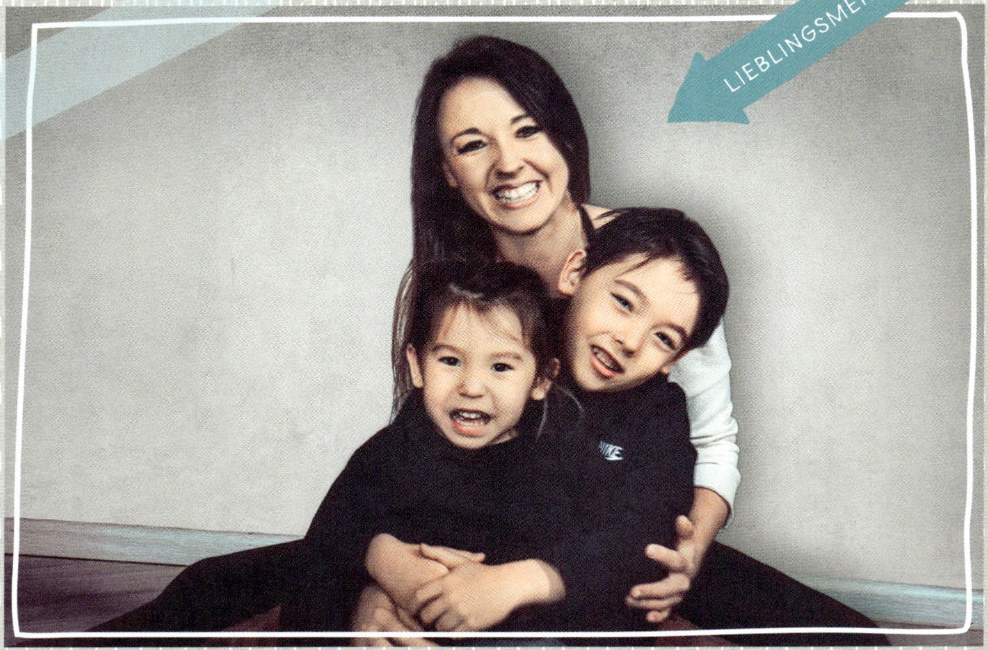
LIEBLINGSMENSCHEN

HI,

ich bin Julia, Mama von zwei Kindern und stetig auf der Suche nach praktischen Tipps und Tricks, die mir – und mittlerweile auch vielen anderen Eltern – den Familienalltag erleichtern. Gebündelt teile ich sie auf YouTube und Co.

Als Familie leben wir unseren ganz normalen Alltag, sind weit entfernt von einem Leben ohne Plastik, essen gern auch mal Fleisch und haben beide Kinder mit Wegwerfwindeln großgezogen. Den erhobenen Zeigefinger wirst du also sicherlich hinter den Tipps in diesem Buch nicht finden. Aber ich verschließe meine Augen auch nicht vor der Zukunft. Ich weiß, dass sich Müll nicht in Luft auflöst, und beobachte, in welch besorgniserregender Geschwindigkeit sich die Umwelt und damit auch die Zukunft unserer Kinder ändert.

Dieses Buch rollt das Thema nicht neu auf. Es bündelt Sparsamkeitstipps, die im Familienalltag einen Mehrwert bringen, sich im Portemonnaie positiv bemerkbar machen und gleichzeitig die Umwelt schonen. Es soll zeigen, dass für nachhaltiges Denken keine Opfer gebracht werden müssen, sondern dass eine umweltbewusste Haltung smart und praktisch ist.

Wer das Thema Nachhaltigkeit lebt, hat meinen größten Respekt. Aber es ist nicht die Voraussetzung, um antiverschwenderisch zu sein. Keiner muss dafür 100 Prozent öko oder der perfekte Minimalist sein. Vielleicht motiviert dich dieses Buch und dient dir als einfacher Einstieg in einen leichteren und bewussteren Familienalltag. Das würde mich riesig freuen.

Deine

Julia

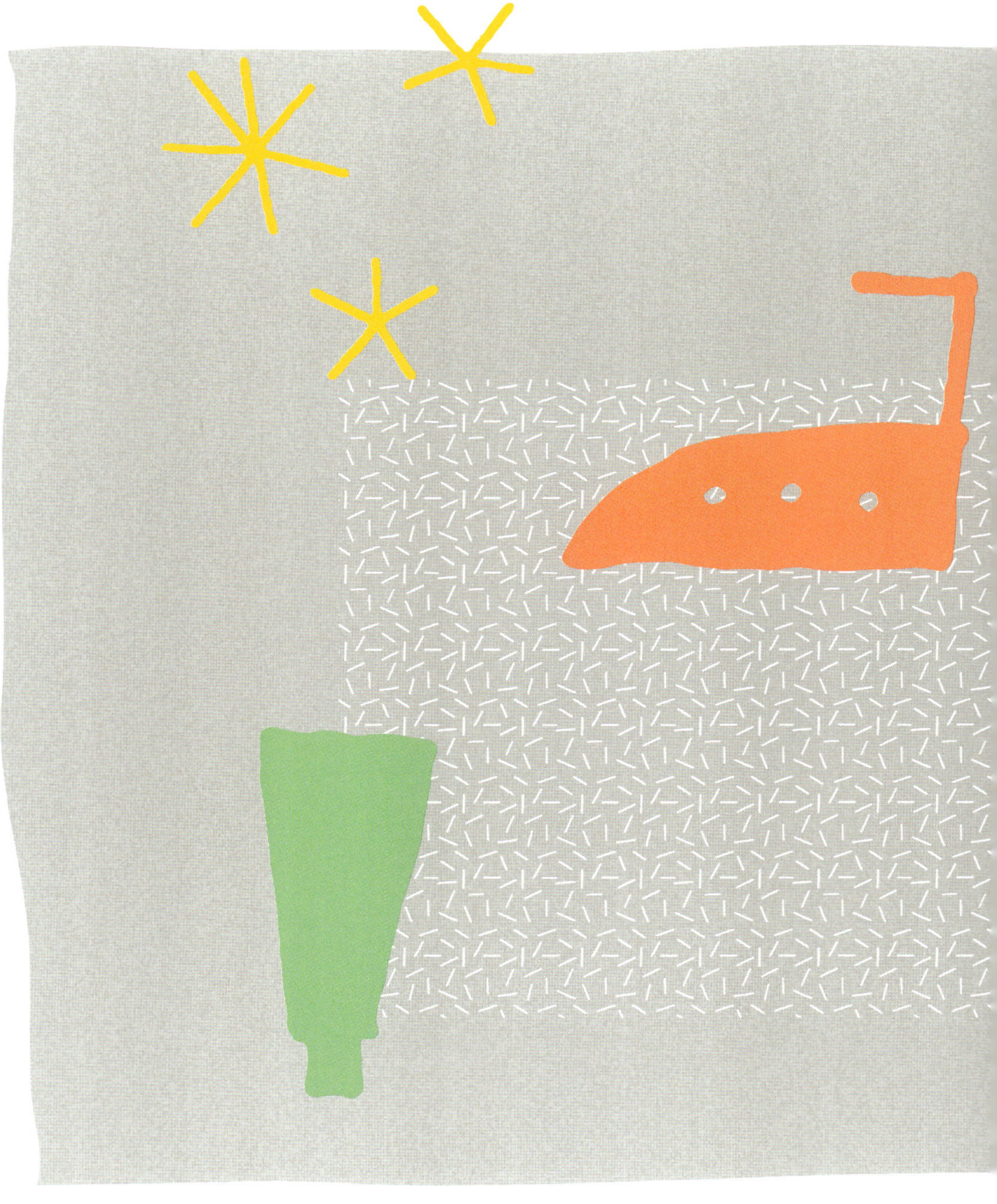

REPARIEREN

Wir neigen dazu, Dinge einfach durch Neues zu ersetzen, wenn sie kaputt gehen. Dabei könnte man vieles noch reparieren. Klar, einfacher und schneller geht das nicht. Wenn du dir aber die Zeit nimmst, sparst du viel Geld, erweiterst deinen Horizont und machst dich gleichzeitig auch noch für die Umwelt stark. Das macht glücklich – und das Ziel ist meist schneller erreicht als gedacht.
In diesem Kapitel findest du ein paar Life Hacks für kleinere familienrelevante Reparaturen, die schnell selbst gemacht sind. Wenn du konkrete Hilfe beim Reparieren suchst, gibt es in Deutschland und sicher auch in deiner Nähe Hunderte Reparaturinitiativen, also nicht-kommerzielle Einrichtungen mit ehrenamtlichen Mittarbeitern, deren Ziel es ist, Müll zu vermeiden und Ressourcen zu sparen.

1

KLEINE HELFER

Lineal, Wasserwaage oder Winkel bestimmen: Dafür braucht es heute keine speziellen Werkzeuge mehr. Das kann alles dein Handy. Es lohnt sich daher, erst einmal im App Store zu stöbern, ehe man solche kleinen Reparatur-Helfer neu anschafft.

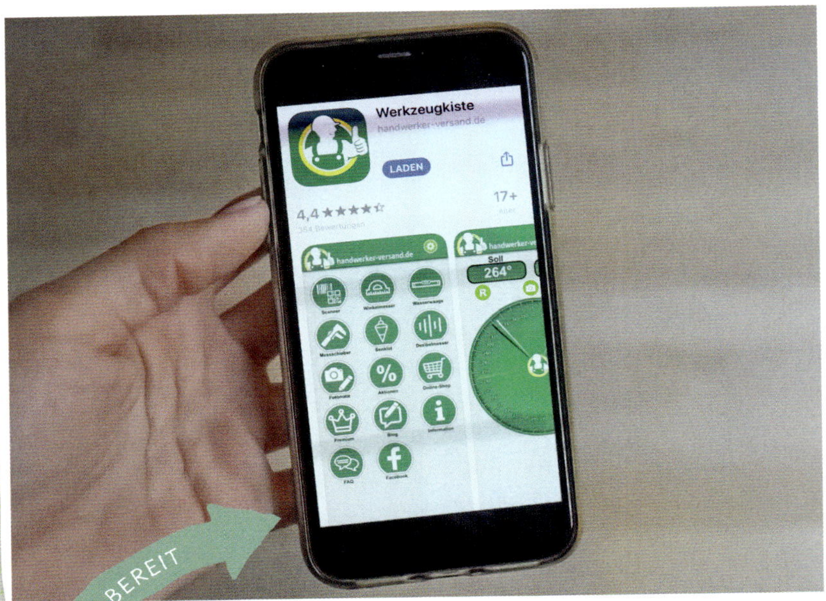

ALLZEIT BEREIT

2

GEWEBEBAND

Gewebeband ist ein Alleskönner und hilft bei fast allen kleineren Reparaturen und Notfällen, denn es ist stark, flexibel, wasserfest, vielseitig und sofort einsatzbereit. Egal ob es nun Panzertape, Gaffer Tape oder Duct Tape heißt: Dieses Klebeband haftet auf jedem staubfreien Untergrund, auch wenn er uneben ist. Du kannst damit sogar problemlos Löcher in Wasserschläuchen flicken. Und selbstverständlich lassen sich auch nette DIYs damit zaubern, zum Beispiel ein Wassersprenkler als Sommererfrischung für die Kinder.

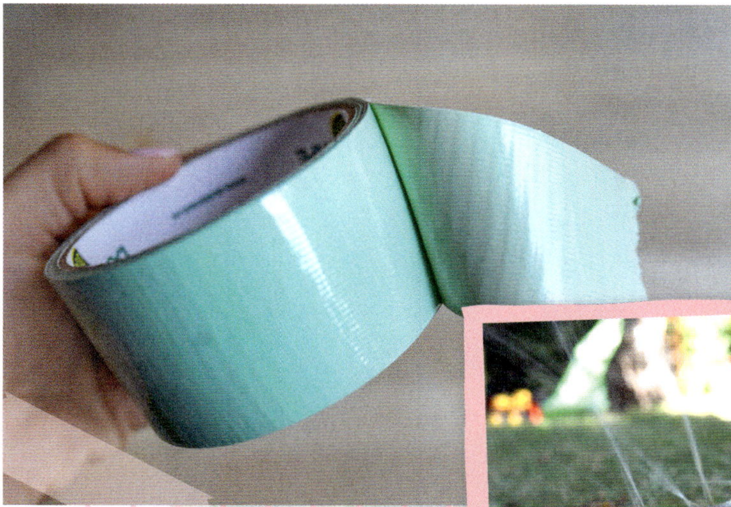

SPLISH SPLASH

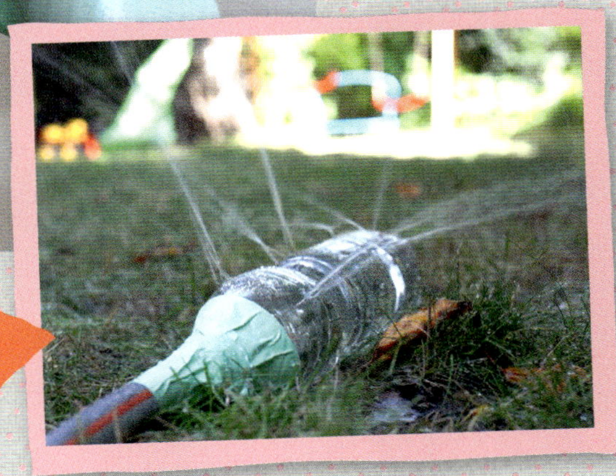

3 Verstopfter Abfluss

Natron oder alte Cola werden beim verstopften Abfluss als Alternative zur Chemiekeule gern empfohlen, ich persönlich allerdings habe die besten Erfahrungen mit dem guten alten Pömpel gemacht. Einfach ansetzen, etwas Wasser einfüllen und pumpen. Der entstehende Unter- und Überdruck hilft fast immer. Eine PET-Flasche kannst du zum Notfall-Pömpel machen. Fülle dafür das verstopfte Waschbecken zur Hälfte mit Wasser und verschließe den Überlauf mit einem Lappen. Drücke dann die mit Wasser gefüllte Flasche kopfüber über dem Abfluss immer wieder kräftig zusammen.

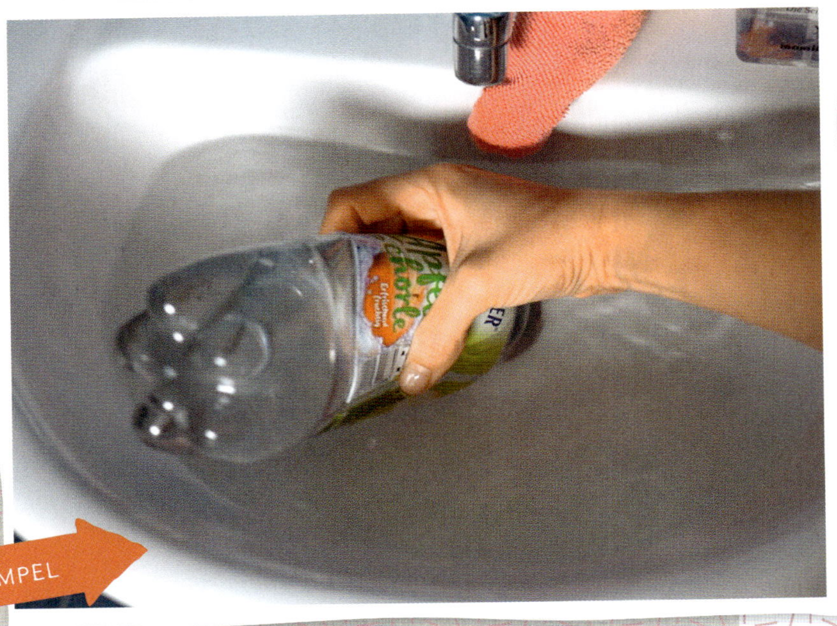

DIY-PÖMPEL

4

NASSES HANDY

Im Familienalltag kann das Handy schnell mal etwas mehr als nur ein paar Tropfen abbekommen. Manchmal kann es dann ungekochter Reis noch retten, indem er ihm die Feuchtigkeit entzieht. Einfach eine Schüssel mit Reis füllen, Handy hineinlegen und dann ein bis zwei Tage abwarten.

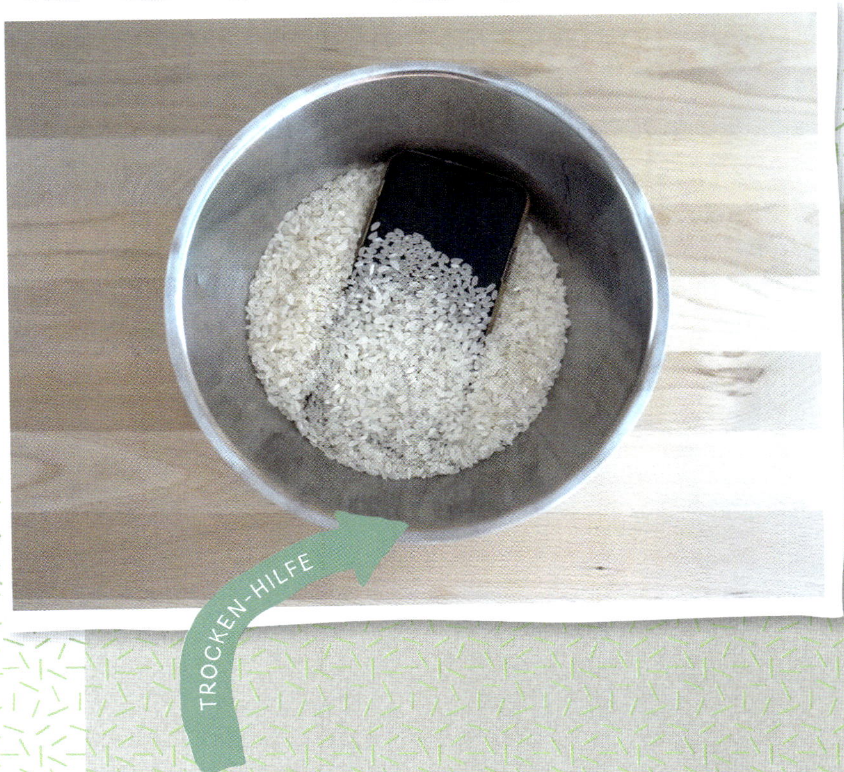

5
SCHMUTZWUNDER

Der Schmutzradierer ist ein Reinigungswunder: Die Einsatzmöglichkeiten reichen von der Wandsäuberung (Schmutz, Farbe, Wachsmaler und andere Stifte) bis hin zu echten Problemstellen wie hartnäckigem Schmutz oder Rost. Der Radierer kann also ein echter Retter in der Not sein! Allerdings ist er aus Kunststoff hergestellt und gibt Mikroplastik an die Umwelt ab. Wusstest du, dass du bemalte Wände, Tische und Türrahmen auch mit Essigessenz wieder sauber bekommst? Und wenn du Natron auf einen feuchten Lappen gibst, kannst du ihn durch seine körnige Struktur als natürliches Scheuermittel verwenden.

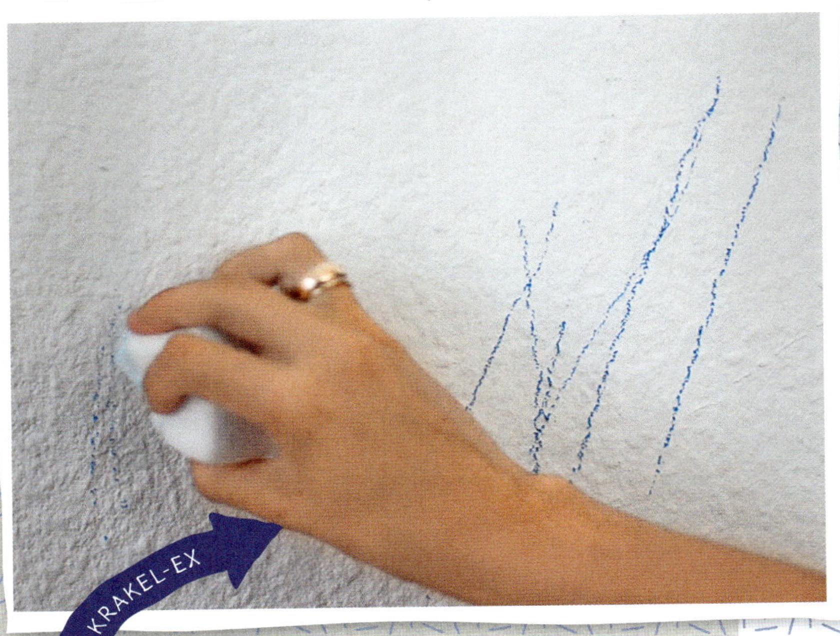

KRIKEL-KRAKEL-EX

6

Reißverschlüsse

Das kennt jeder: Man zieht einen Reißverschluss nach oben und die Zähne darunter öffnen sich direkt wieder. »Kaputt!«, denken dann viele. Stimmt aber gar nicht, denn eigentlich liegt das nur an dem Schieber, der mit den Jahren ausleiert. Du musst ihn in so einem Fall nur ganz nach unten schieben beziehungsweise die Jacke ganz öffnen. Und dann drückst du den Schieber mit einer Spitzzange wieder zusammen.
Auch Reißverschlüssse, die nicht mehr so richtig geschmeidig schließen, kriegst du wieder flott. Bei heller Kleidung hilft helles Kerzenwachs, bei dunkler Kleidung Grafit vom Bleistift. Reibe damit einfach ein paar Mal über den kompletten Reißverschluss.

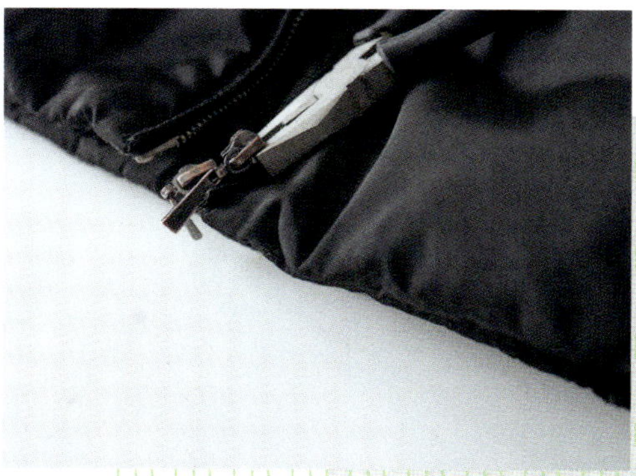

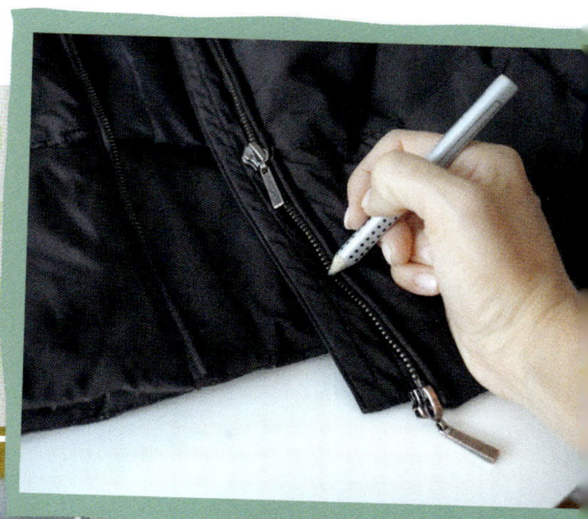

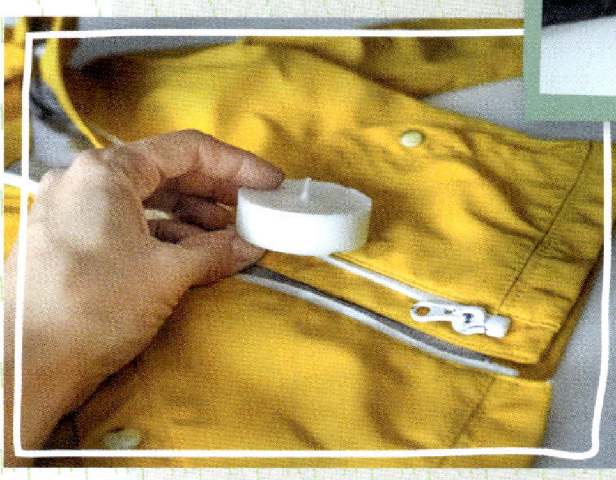

7

AUFGERISSENE KNIE

Statt Löcher aufwendig zu stopfen oder zu nähen, kannst du sie auch einfach kleben, denn Textilkleber ist waschmaschinenfest. Klebe auf der »richtigen« Seite provisorisch einen Klebestreifen über den Riss. Dann drehst du die Hose auf links und tupfst mit einem Küchenschwamm den Klebstoff auf. Bestreiche ein passendes Stück Stoff aus Baumwolle ebenfalls mit Textilkleber und bedecke damit den Riss. Ist alles gut getrocknet, drehst du die Hose wieder auf rechts und ziehst den Klebstreifen vorsichtig ab. Erledigt!

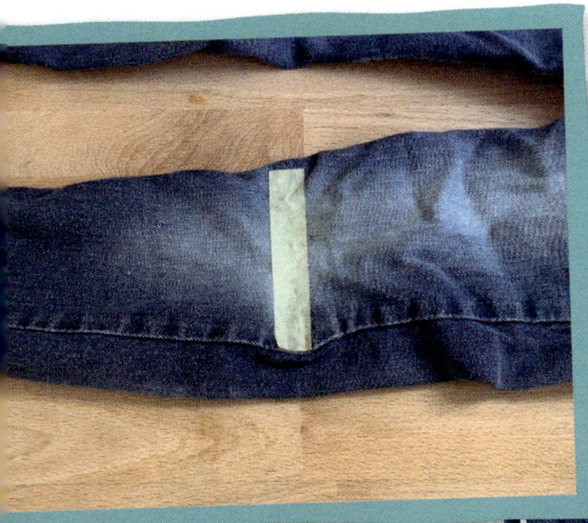

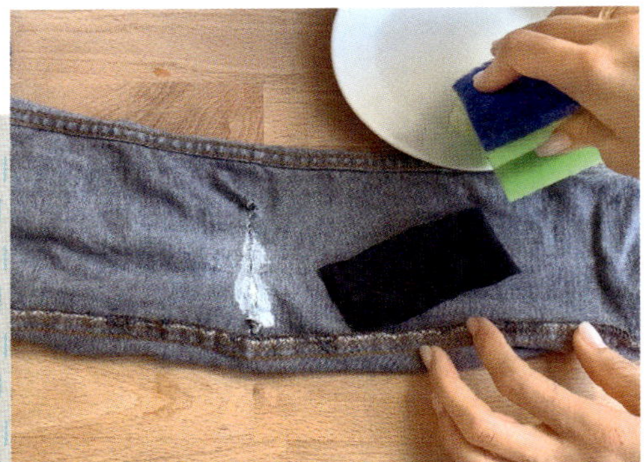

FAST WIE NEU

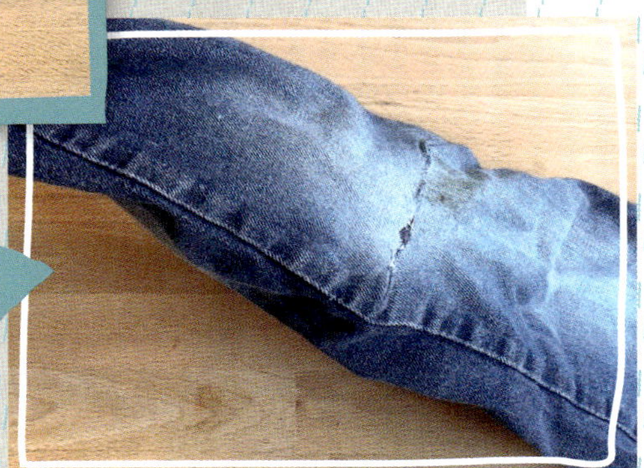

8

T-Shirt-Kunst

Alte T-Shirts kannst du aber auch mit Textilstiften aufwerten. Wenn du nicht frei Hand drauflosmalen willst, kannst du dir ein Motiv aus dem Internet ausdrucken. Lege diese Vorlage in das T-Shirt, fixiere sie mit Wäscheklammern, und das Abpausen kann beginnen.

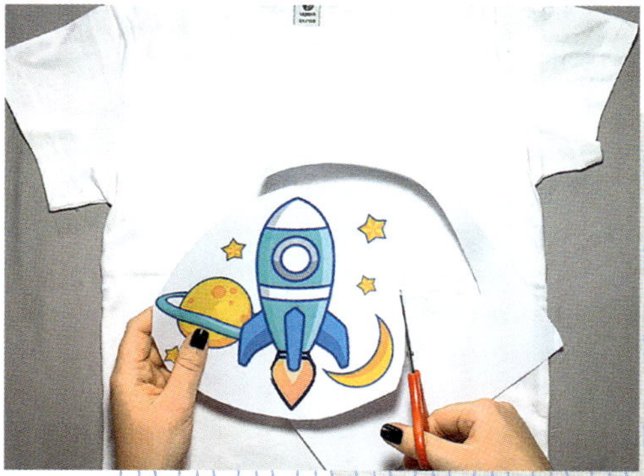

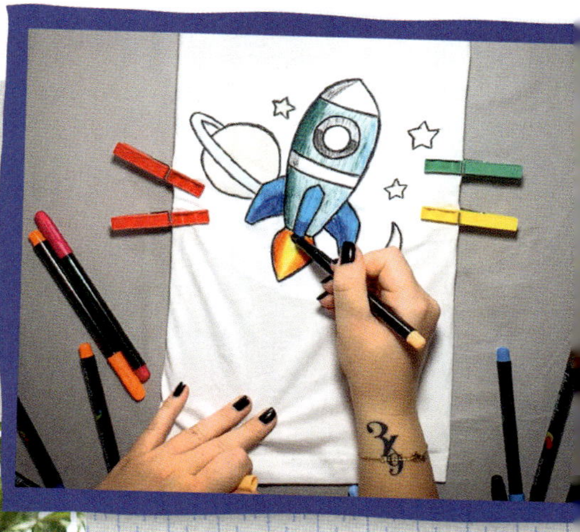

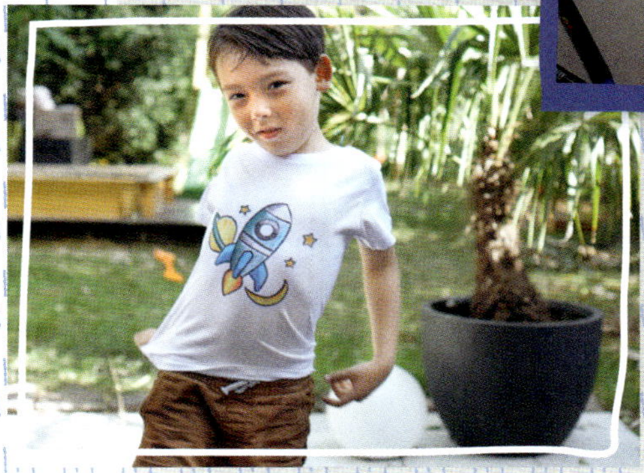

9

BÜGEL-PATCHES

Bügel-Patches sind vielseitiger verwendbar, als du vielleicht denkst. Du kannst sie auf eingewaschene Flecken bügeln, Löcher und Risse damit überdecken oder eintönige Kleidungsstücke zu neuen Lieblingsstücken aufwerten.

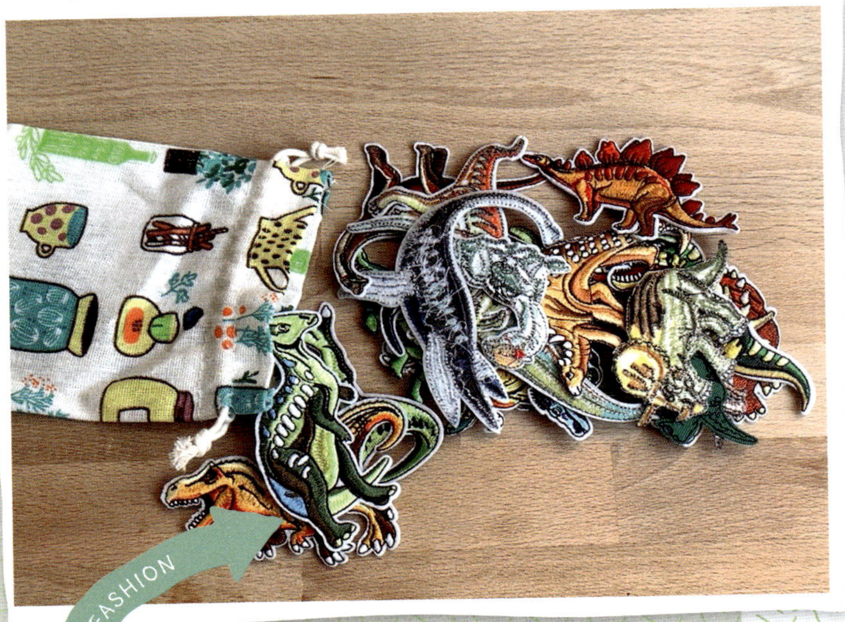

FAST-FASHION

10

Eingelaufene Kleidung

Eingelaufene Wollstücke weichst du 30 Minuten in ▶ 1 Liter lauwarmem (!) Wasser und ▶ ½ Liter Essigessenz ein. Der Essig lockert die Fasern. Danach ziehst du das Kleidungsstück so lang in Form, bis es seine ursprüngliche Form hat. Weiche es dann erneut 30 Minuten ein. Herausnehmen, auswringen, nicht ausspülen und aufhängen. Das Ganze funktioniert auch gut mit ▶ 1 EL Babyshampoo und ▶ 1 EL Haarspülung auf die gleiche Menge Wasser. Das riecht etwas besser!

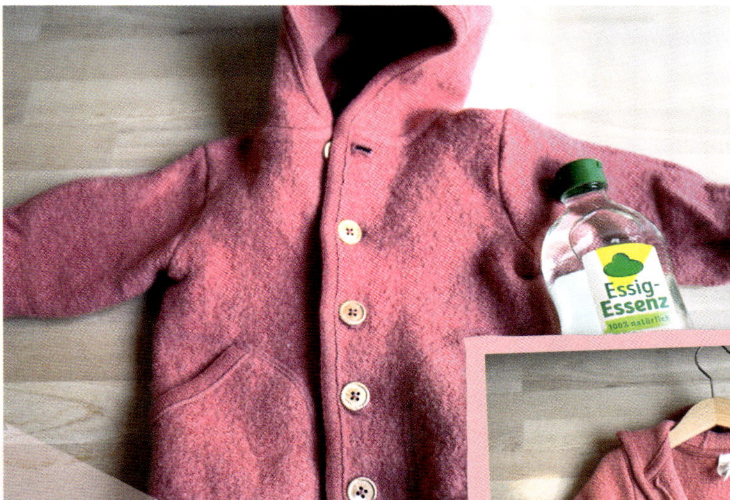

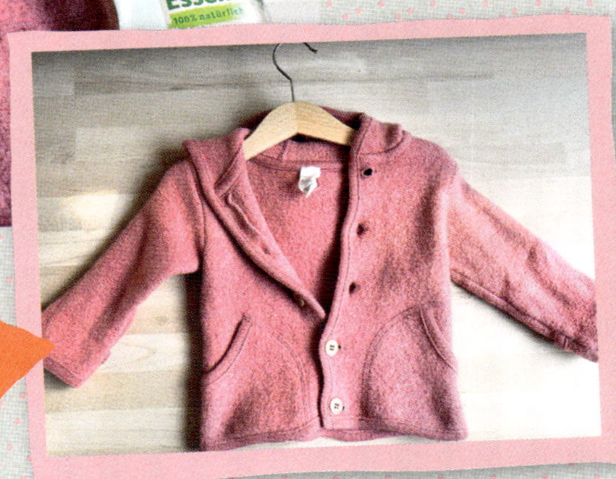

PASST!

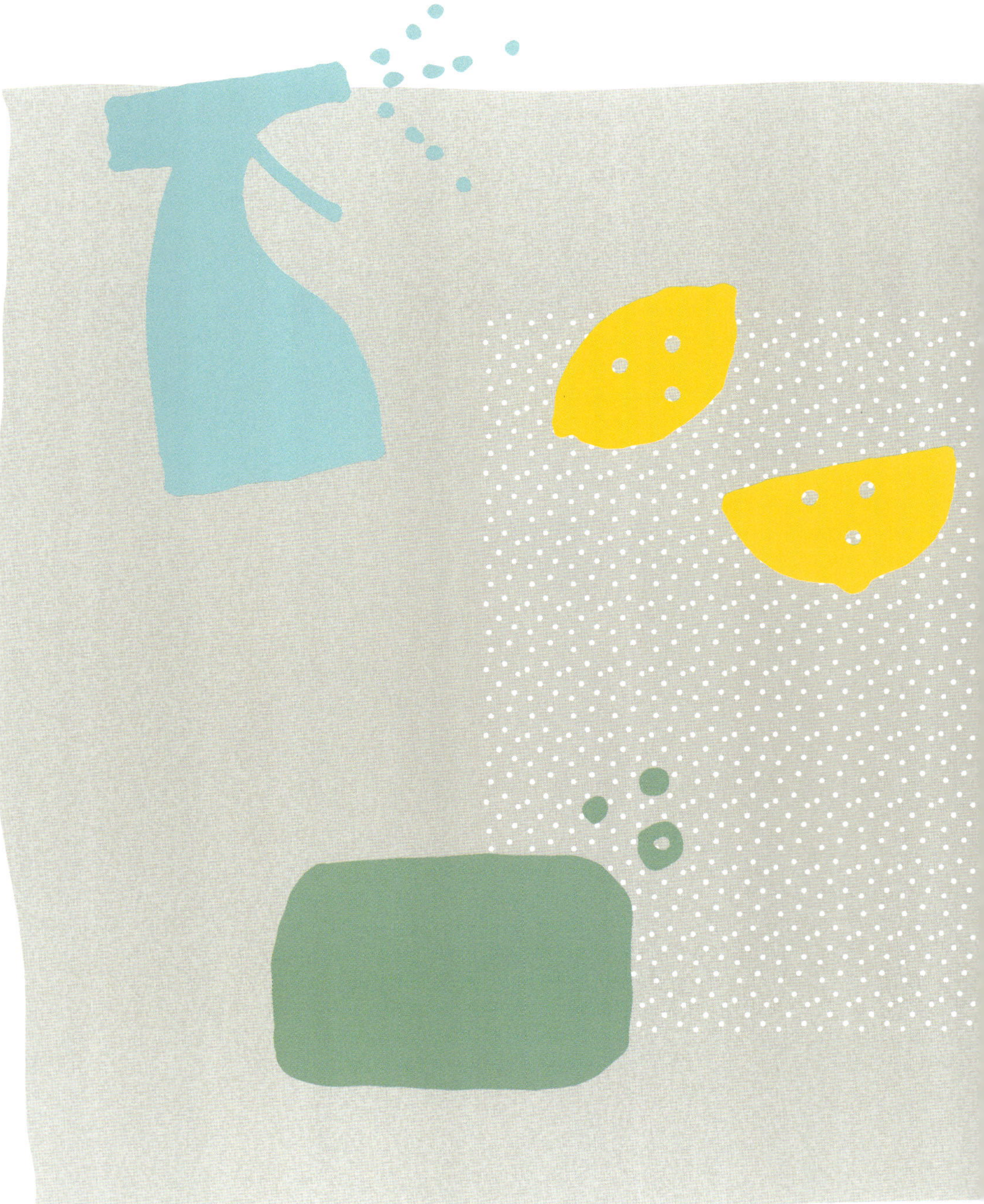

Pflegen und Putzen

Im Familienalltag werden Möbel und Geräte so stark beansprucht wie sonst nie. Dinge verlieren im Zeitraffer an Wert. Die regelmäßige Pflege ist deshalb vor allem mit kleinen Kindern ganz besonders wichtig. Dafür brauchen wir aber nicht zwölf verschiedene Reiniger mit fraglichen Inhaltsstoffen, die nicht nur das Abwasser belasten, sondern zum Teil auch unsere Schleimhäute angreifen. Ausschläge und Allergien können die Folge sein. Kinder sind dabei besonders betroffen, speziell Babys und Kleinkinder, die ihre Umwelt gern noch mit dem Mund erkunden und vor Böden und Wänden auch direkt nach dem Putzen keinen Halt machen. Ökologische Putzmittel sind demnach praktischer, sparen Geld und sind genauso effektiv. Natürlich sollten aber auch sie außer Reichweite von Kindern aufbewahrt werden.

11
NATÜRLICH PUTZEN

»Was zum Verzehr geeignet ist, kann doch nicht gleichzeitig eine gute Wirkung beim Putzen haben«, denken viele. Ein Irrtum, der nicht nur die Umwelt, sondern auch das Portemonnaie unnötig belastet. Natron, Zitronensäure, Essig und Neutralseife sind echte Putzwunder und ersetzen fast alle Reinigungsmittel aus der Drogerie. Mit Wasser verdünnt verwandeln sie sich in hochwirksame Allzweck-, Zitrus-, Antikalk-, Antifett-, Abfluss- und WC-Reiniger. Die zahlreichen Anwendungsmöglichkeiten kannst du direkt der Verpackung entnehmen. Wer braucht da noch den Schrank voller Putzzeug?

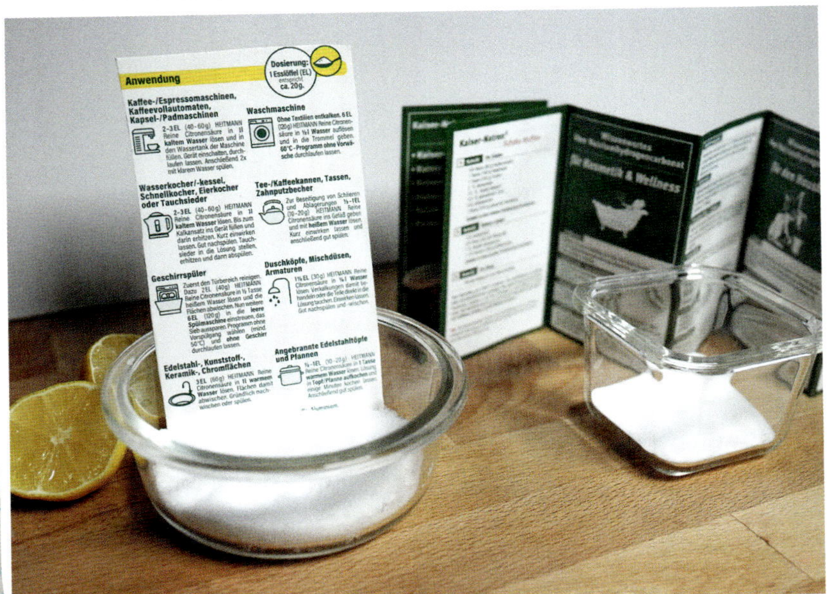

12

Putziges Deo

Topfschwämme und Putzlappen bestehen aus Kunststoff. Deshalb macht es noch mehr Sinn, das Wegwerfen hinauszuzögern. Wenn du sie immer trocken aufhängst und regelmäßig heiß wäschst, haben Keime und Bakterien weniger Chancen, sich anzusammeln. Wenn gerade keine Heißwäsche ansteht, kannst du ▸ 4 TL Natron in ▸ 1 Liter warmem Wasser auflösen und die Lappen darin ein bis zwei Stunden einweichen. Eine natürliche Alternative zum Kunststoffschwamm sind sogenannte Luffaschwämme.

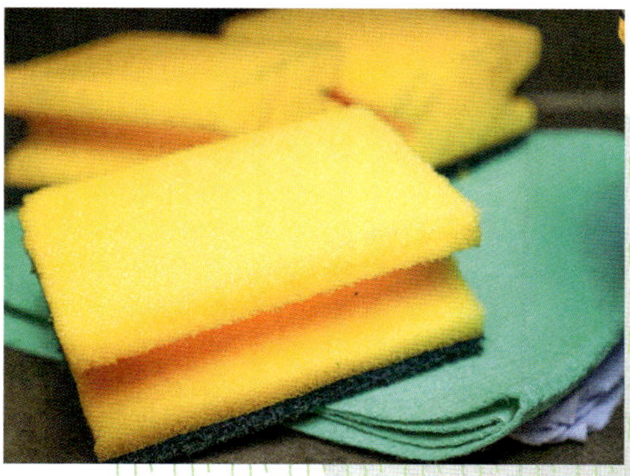

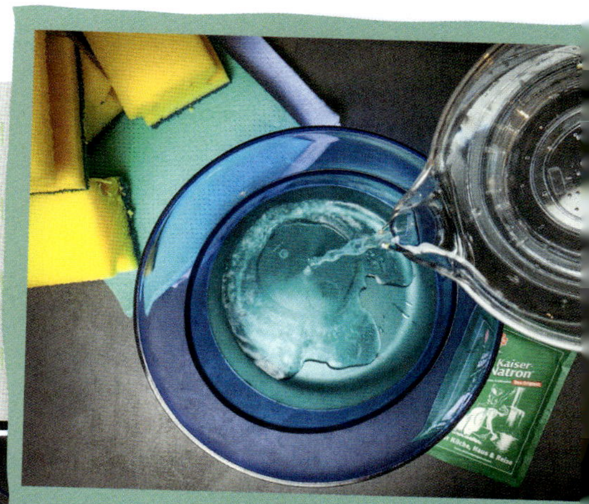

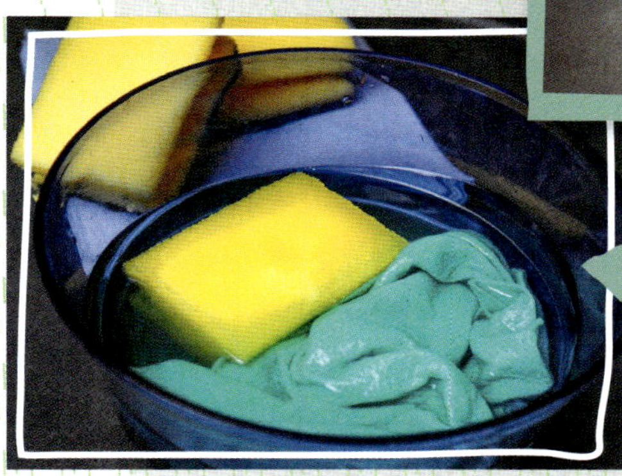

PORENTIEF REIN

13

CLEVER GEFALTET

Ein Putztuch kannst du mit einem kleinen Falttrick sehr sparsam verwenden: Viertele es ganz einfach und putze zunächst mit Fläche 1. Wenn die Seite schmutzig ist, geht es weiter mit Fläche 2. Klappe dann Fläche 2 auf Fläche 1 und nutze wieder nacheinander beide Seiten (Fläche 3 und 4). Sind auch sie verschmutzt, klappst du das Tuch komplett auf und nutzt die Rückseite noch einmal in der gleichen Weise. Die Nummern auf dem Bild dienen natürlich nur zu deiner Übersicht.

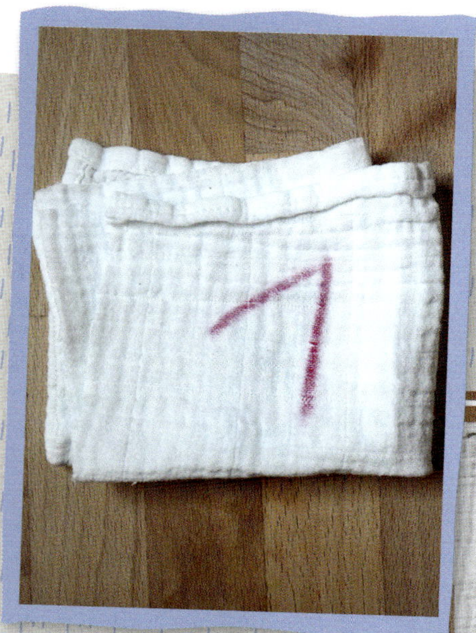

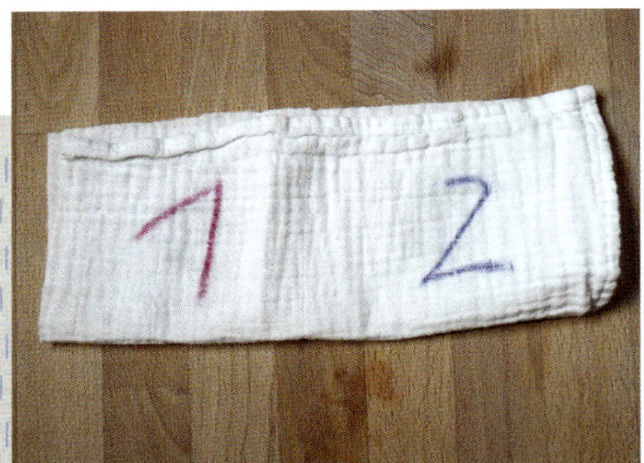

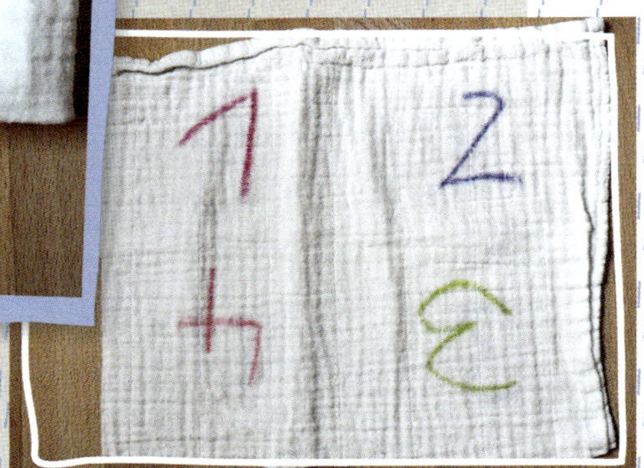

14

Alltagsreiniger

Seit ich Kinder habe, ist mein Lieblingsreiniger für das alltägliche Reinigen von Oberflächen destilliertes Wasser mit einem Schuss Spülmittel. Es reinigt hervorragend! Neuerdings nutze ich statt Spülmittel Neutralseife: Sie ist 100 Prozent umweltfreundlich, preiswert, nachhaltig und kann für alle Reinigungsarbeiten verwendet werden.

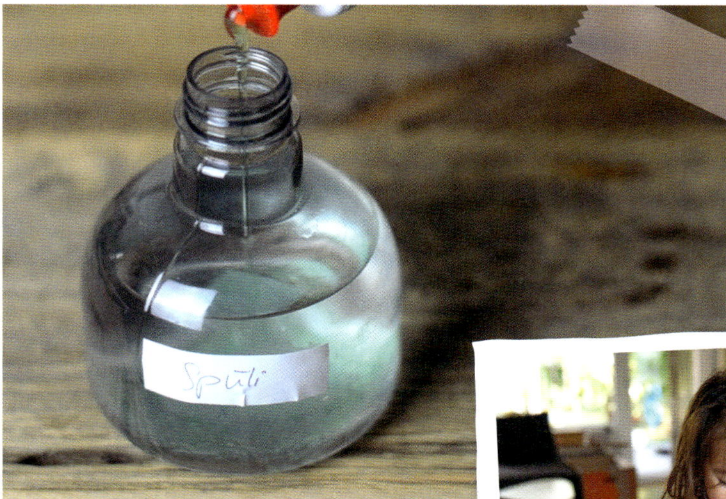

FÜR PUTZFEEN

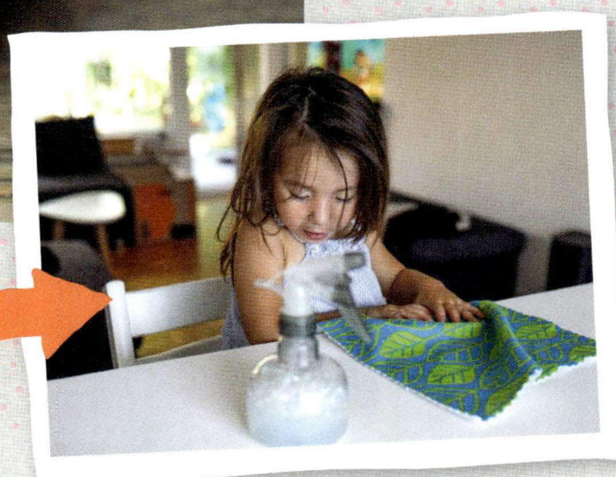

15

DIY-Zitrusreiniger

Ein Badreiniger ist auch schnell gemacht: Gib ▶ 500 ml Wasser in einen Messbecher und löse darin ▶ 3 EL Zitronensäure. Noch ▶ einen Spritzer Spülmittel oder Neutralseife dazu, dann füllst du das Ganze in eine Sprühflasche um. Du kannst auch feuchte Putztücher machen, indem du saubere Lappen in einer Schüssel mit dem Reiniger tränkst, sie dann auswringst und in einem Glasgefäß stapelst. Sie bleiben über eine Woche frisch und sind sehr praktisch.
Extra-Hack: Das Kondenswasser im Wäschetrockner ist destilliertes Wasser. Du kannst es gut für die Herstellung von Putzmitteln verwenden, weil es entmineralisiert und damit kalkfrei ist.

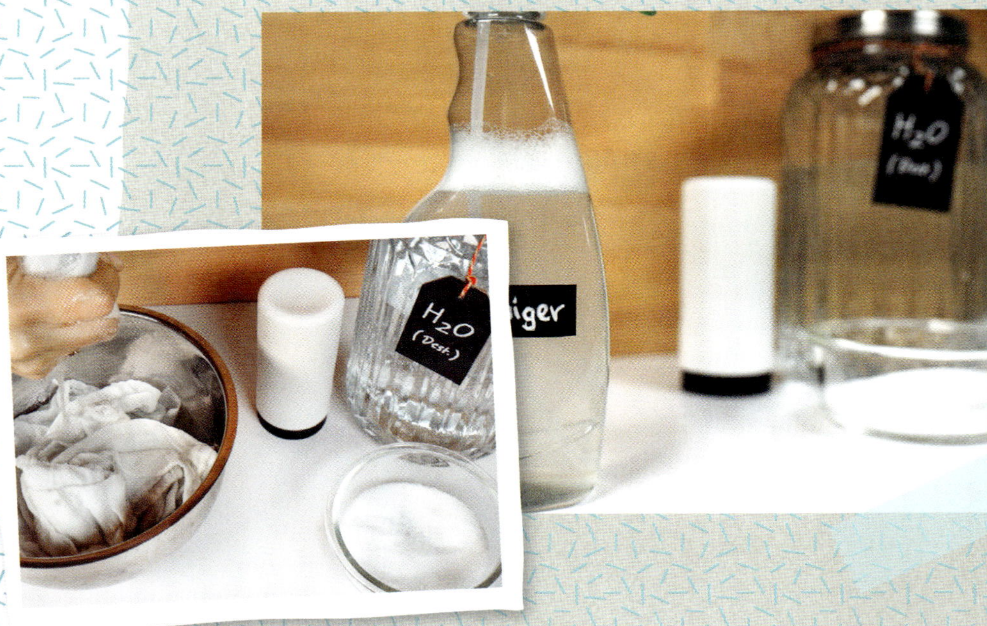

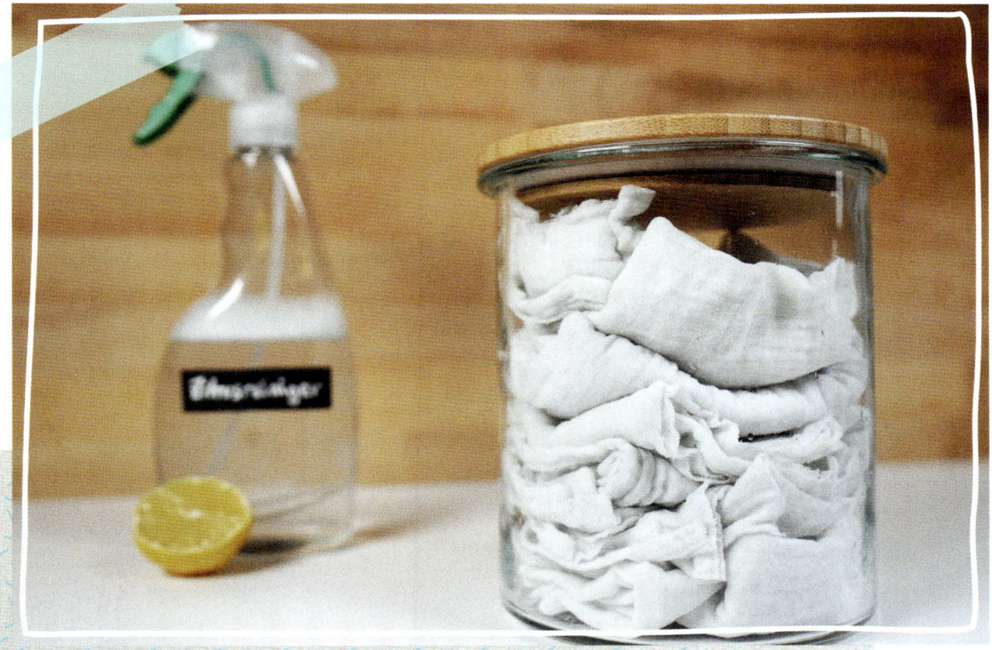

SELBST DESTILLIERT

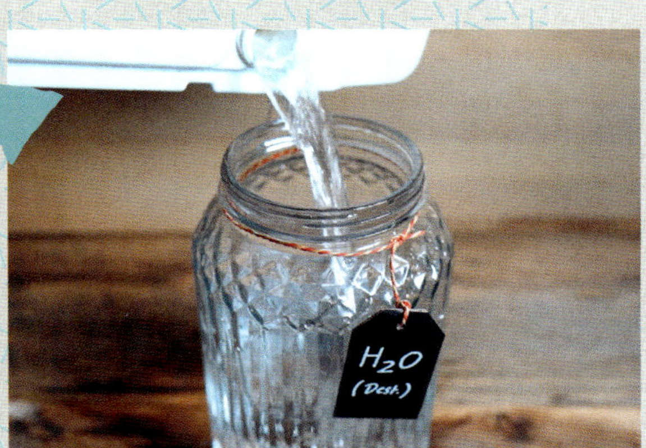

16

KUNTERBUNT SAUBER

Wer für alle Bereiche der Wohnung den gleichen Lappen verwendet, verteilt die Keime mehr, als dass er sie entfernt. Ein farbig festgelegtes Putzlappen-System schafft Abhilfe: Nutze zum Beispiel rote Lappen immer und ausschließlich für die Toilette, gelbe Lappen für alle Bereiche des restlichen Badezimmers. Die blauen sind für den Wohnbereich reserviert und die grünen für die Küche. Wer auf Mikrofasertücher wegen des Kunststoffanteils verzichten möchte, kann auf ausrangierte knallbunte T-Shirts aus 100 Prozent Baumwolle zurückgreifen.

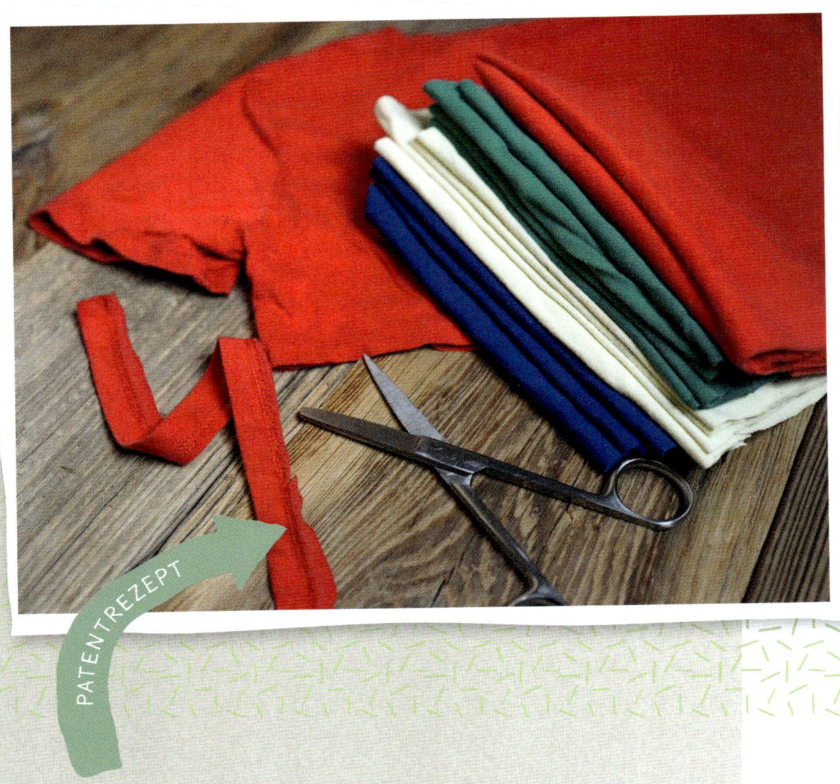

17

Ritzen-Trick

Den Kühlschrank einmal im Monat sauber zu machen, schafft nicht nur eine hygienische Umgebung für die Lebensmittel, sondern du behältst auch den Überblick über die Vorräte darin und beugst so Lebensmittelverschwendung vor. Mit einem kleinen Schraubenzieher unter dem Putzlappen kommst du sehr gut in Ritzen, Rillen und an den Abfluss heran.

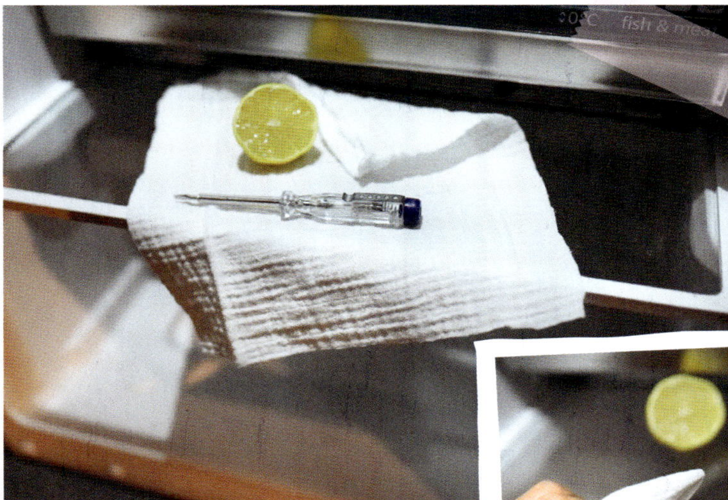

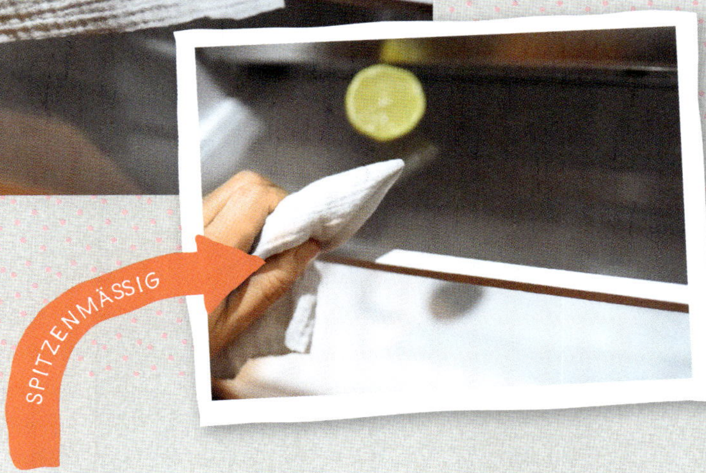

18

PRAKTISCH ENTKALKT

Tränke einen Lappen in einer Essigessenz-Wasser-Mischung (Verhältnis 1:4), wickele ihn klatschnass um die Verkalkung und fixiere ihn mit einem Haushaltsgummi. Über Nacht einwirken lassen und am nächsten Tag mit dem Schwamm alles blitzblank schrubben. Bei sehr hartnäckigem Kalk kannst du auch einen Gefrierbeutel oder Luftballon mit der Essigmischung füllen und überziehen.

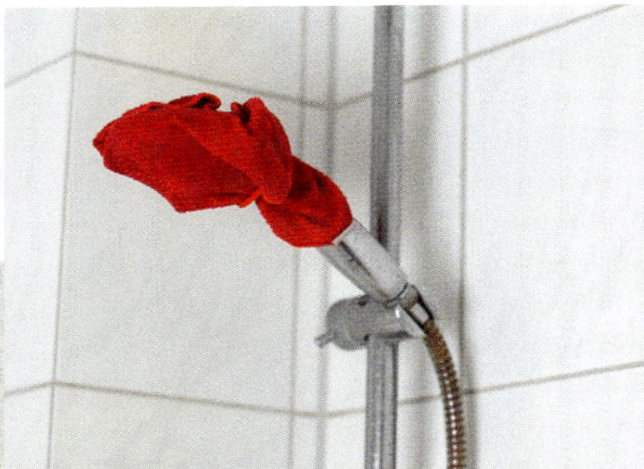

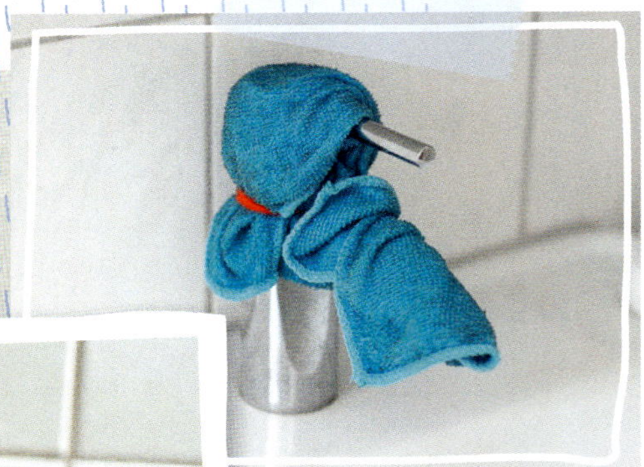

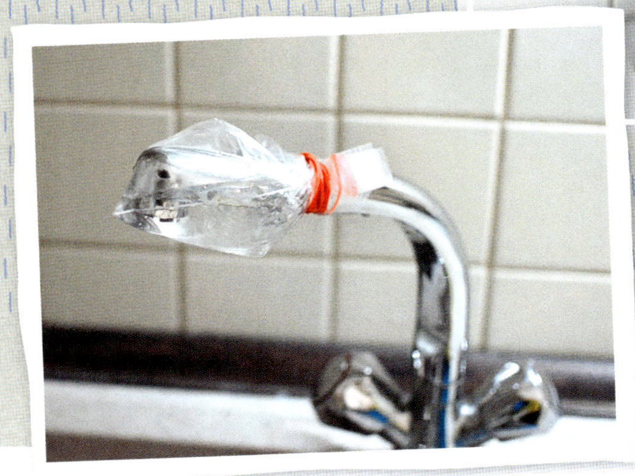

19

WASSERSPRUDLER REINIGEN

Gib ▶ 2 EL Zitronensäurepulver in die Flasche und fülle sie dann bis zur Linie mit ▶ warmem Wasser auf. Schüttle einmal gut und sprudele dann CO_2 hinein. Nach ca. 10 Minuten die Flasche ausspülen. Den Flaschenkorb entweder mit dem Sechskantschlüssel lösen und dann reinigen oder warmes Wasser und Zitronensäure einwirken lassen und danach einfach ausschütten.

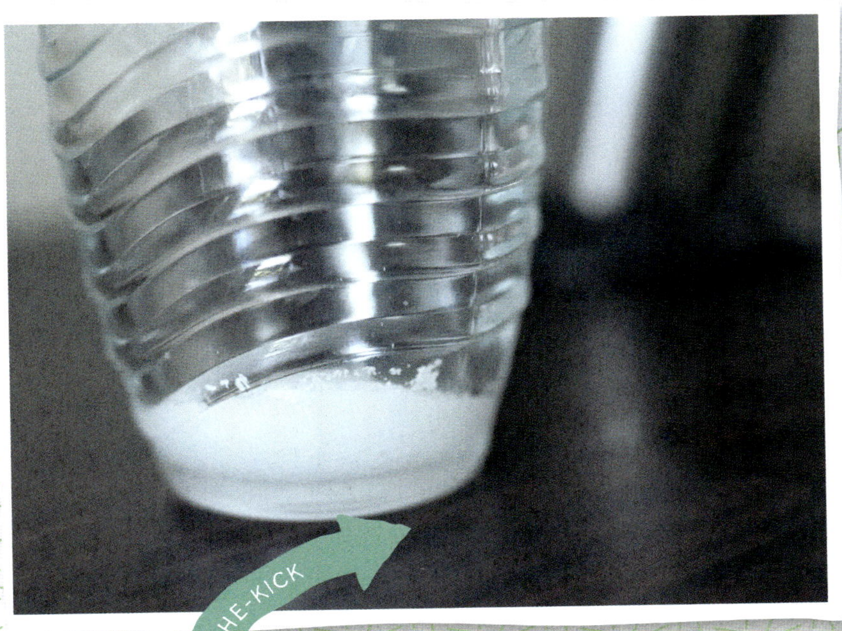

FRISCHE-KICK

20
WASCHMASCHINENPFLEGE

Seit wir 500 Euro Reparaturkosten wegen unserer drei Jahre alten Waschmaschine hatten, weiß ich, wie schnell sie verkalken kann. Das ist wirklich unnötig, vor allem weil die Pflege so einfach ist: Gib ▶ ½ Liter Haushaltsessig direkt in die Trommel und starte einen Waschgang zwischen 60 und 90 Grad (ohne Wäsche). Vor allem wenn du sonst nur bei 30 Grad wäschst, was völlig ausreicht, ist es gut, die Temperatur ab und zu hochzuschalten. Essig wirkt nicht nur gegen Kalk, sondern tötet zusätzlich Bakterien. Wiederhole die Maschinenpflege jedes Vierteljahr.

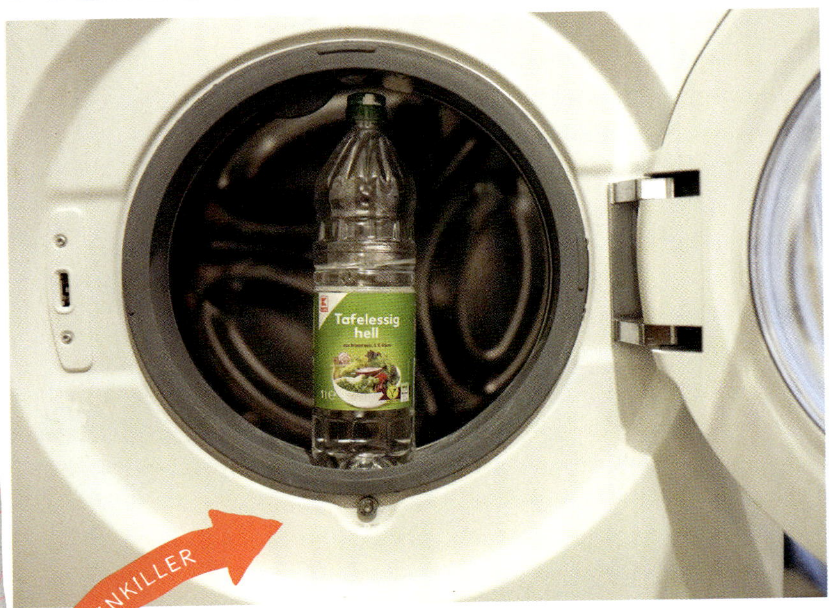

21

Sauber-Zauber

Deine Mikrowelle kannst du regelrecht sauber zaubern. Erhitze dafür ein Schälchen mit einer Essigessenz-Wasser-Mischung (Verhältnis 1:1) auf höchster Stufe 5 Minuten. Angeklebte Essensreste sind danach wie frisch und du kannst sie einfach wegwischen. Die Mikrowelle sieht aus wie neu – und das ganz ohne Schrubben.

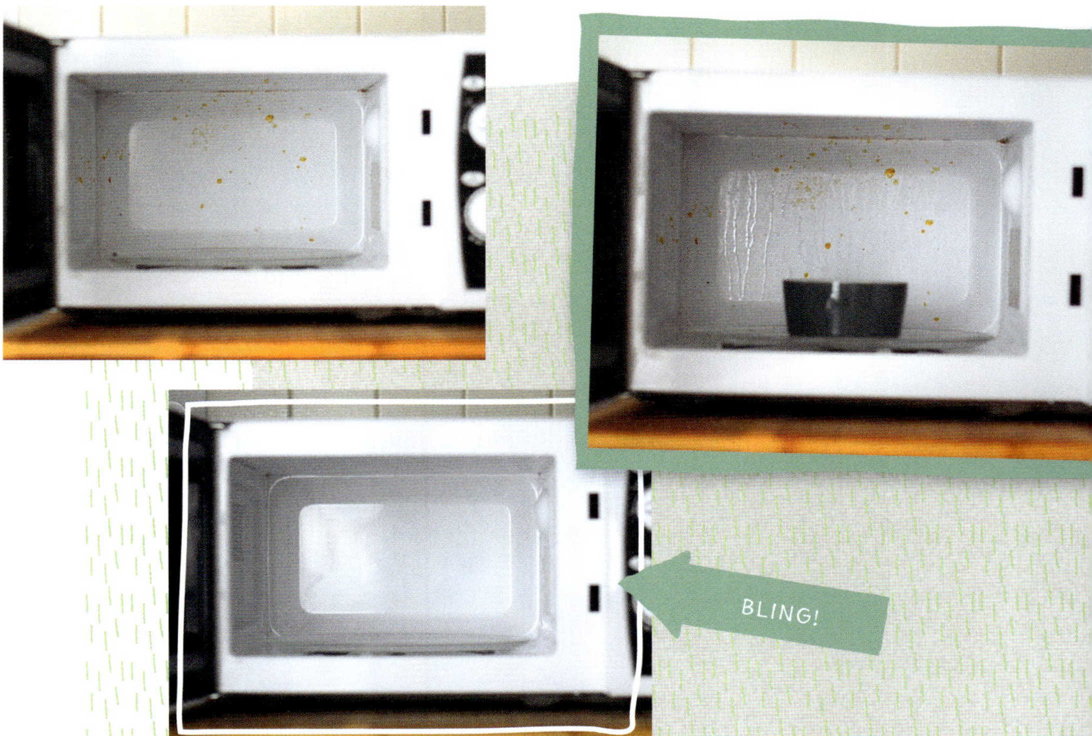

22

Backpulver-Trick

Kennst du den dunklen Kaffee- und Teebelag in deiner Thermoskanne oder Trinkflasche? Um ihn zu entfernen gibt es einen echten Zaubertrick: Löse ▶ 1 Päckchen Backpulver in ▶ 1 Liter Wasser auf und fülle die Mischung in die betroffenen Behälter. Das Ganze lässt du über Nacht einwirken und spülst am nächsten Tag mit heißem Wasser nach. Statt Backpulver kannst du auch Natron zum Entkeimen nehmen.

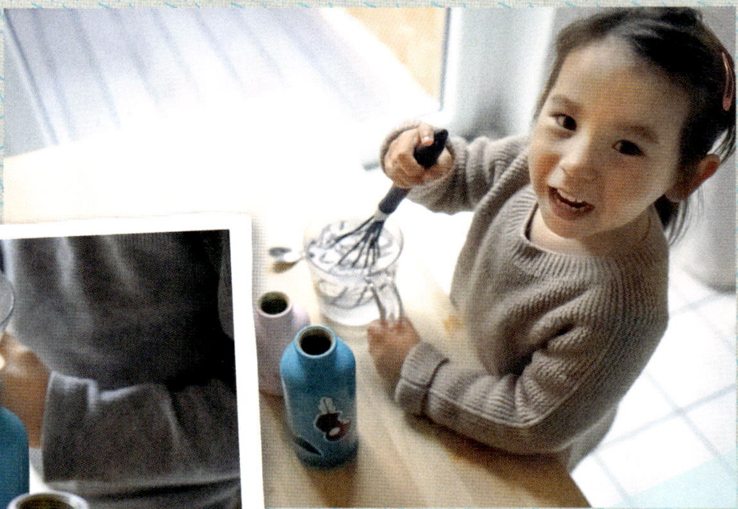

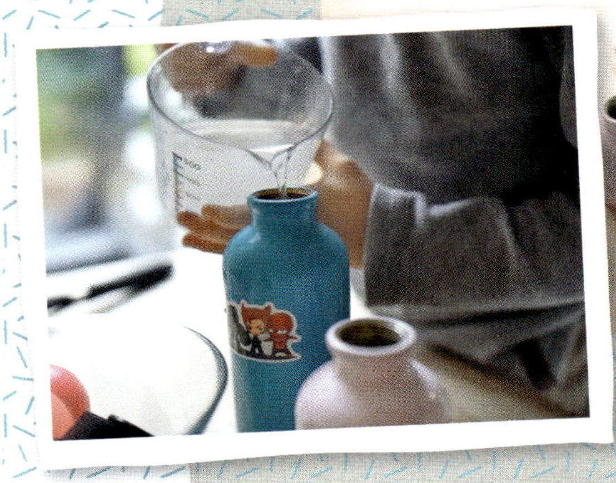

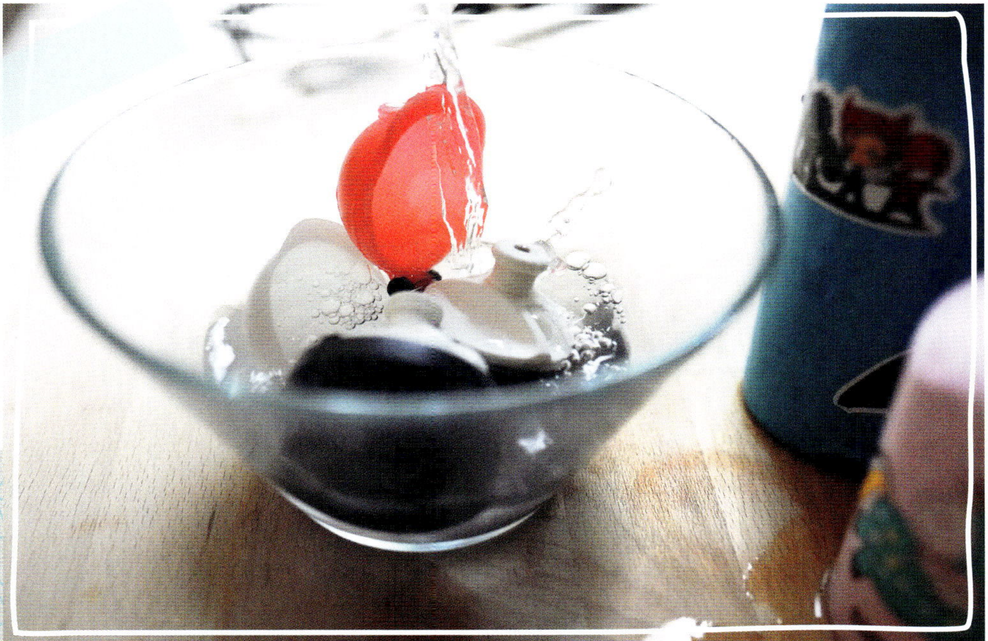

GLUCKER-DI-GLUCK

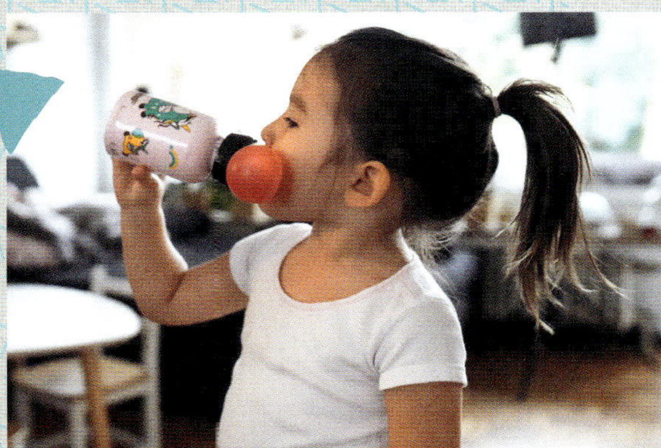

23

FLECKENALLROUNDER

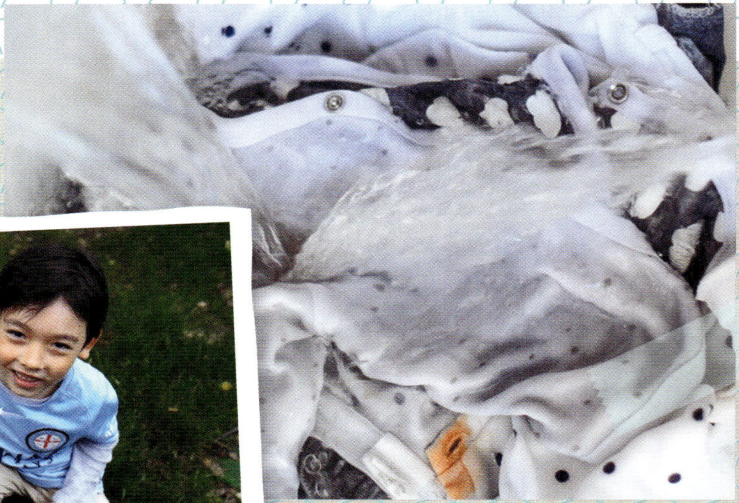

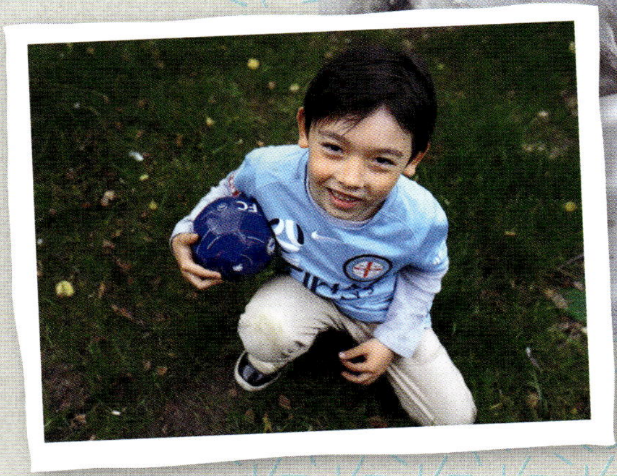

Ich habe privat und in Zusammenhang mit meinen Videos bereits sehr viel an Flecken herumprobiert und mein absoluter Fleckenheld ist und bleibt einfach die gute alte Gallseife. Sie ersetzt jeden anderen der zahlreichen Tipps. Die Wunderwaffe löst Obst-, Fett-, Stärke- und Eiweißflecken, ist ergiebig und kostengünstig. Mineralwasser soll übrigens die Reinigungswirkung bei Obst-, Kaffee- oder Rotweinflecken noch verstärken. Und wenn die Sonne scheint, haben UV-Strahlen eine stark bleichende Wirkung auf Flecken und gelbstichige weiße Wäsche.

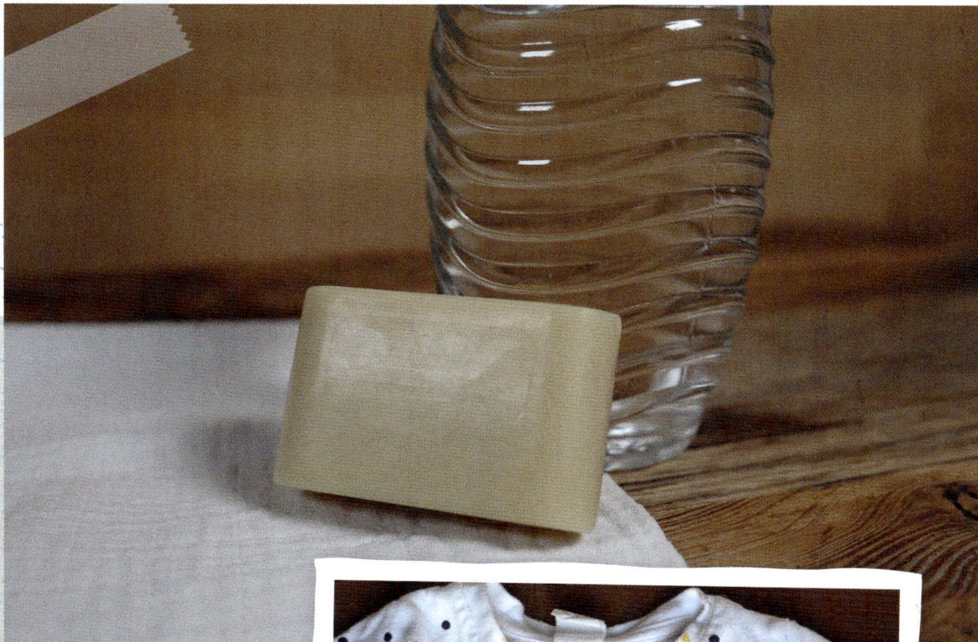

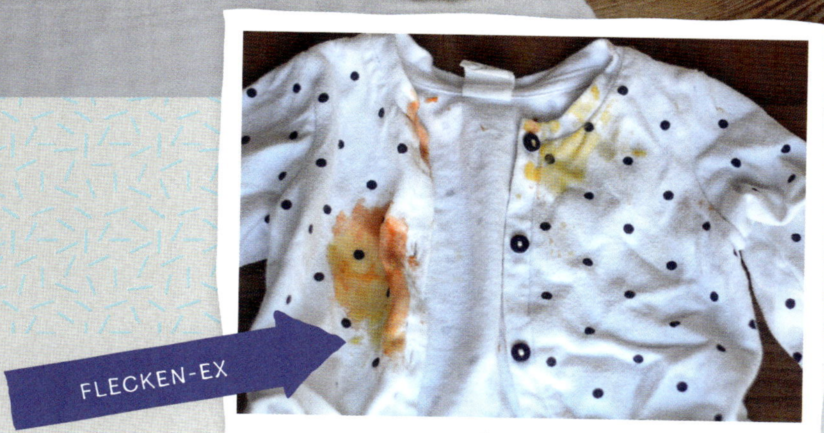
FLECKEN-EX

24

Anti-Kalk-Wunder

Zitronensäure wirkt ebenso wie Essigsäure gegen Kalk, hat aber den Vorteil, dass sie schwächer konzentriert ist und damit deine Geräte und Armaturen noch schonender reinigt. Bevor du die Schalen wegwirfst, kannst du zum Beispiel schnell noch mal über die Wasserhähne reiben und so oberflächlichen Kalk an Edelstahlarmaturen entfernen. Kurz einwirken lassen und abspülen, schon glänzt alles wieder wie neu. Du kannst die Schalen aber auch eine Runde im verkalkten Wasserkocher mitkochen oder in den Geschirrspüler geben. Dort wirken sie ebenfalls gegen Kalk, desinfizieren und die ätherischen Öle sorgen nebenbei für einen frischen Duft.

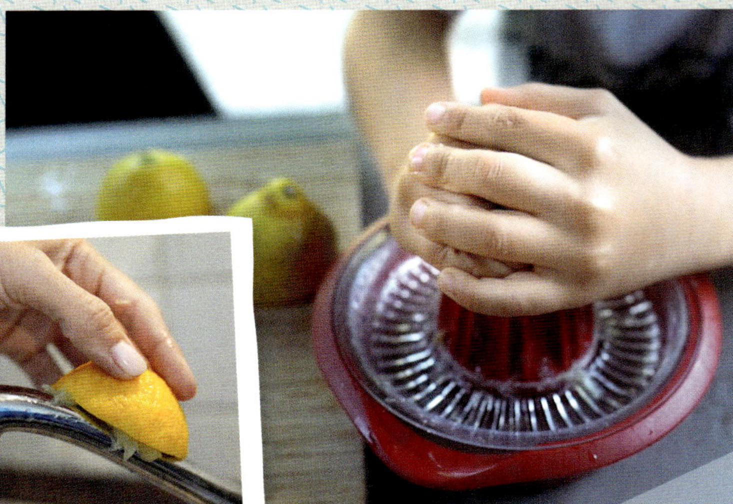

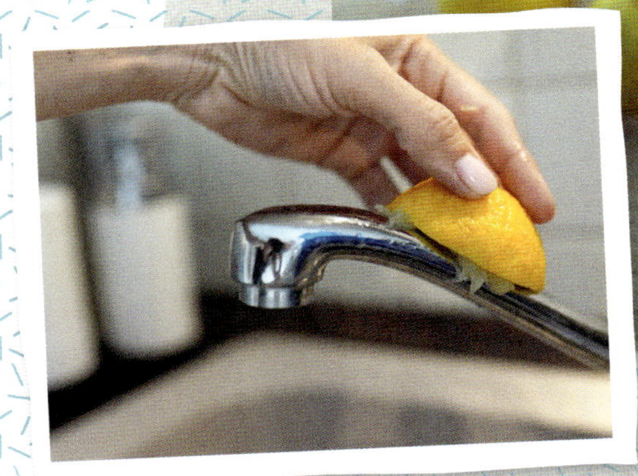

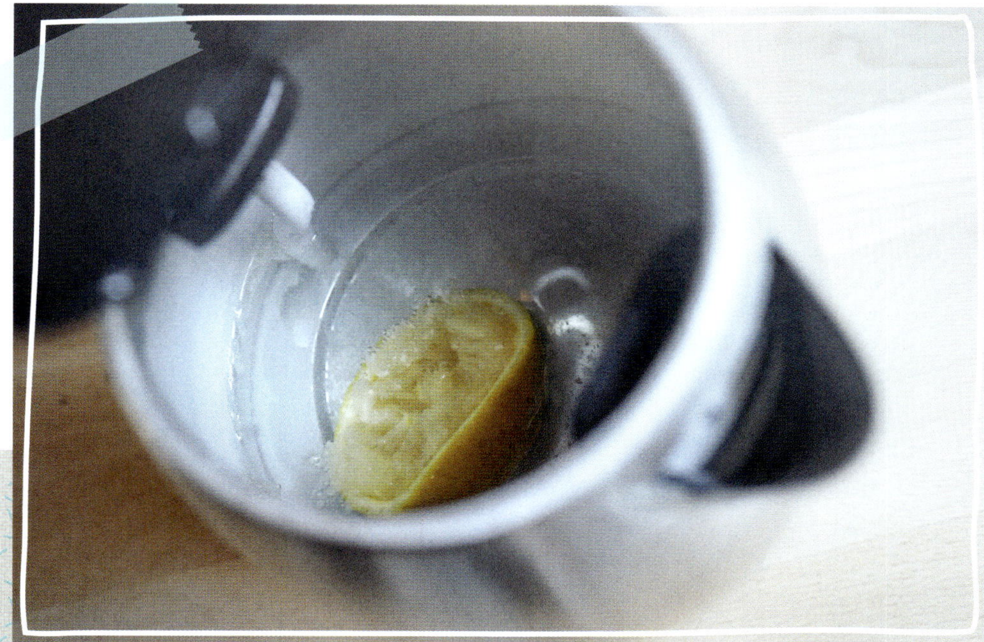

ANTI-MUFF-TRICK

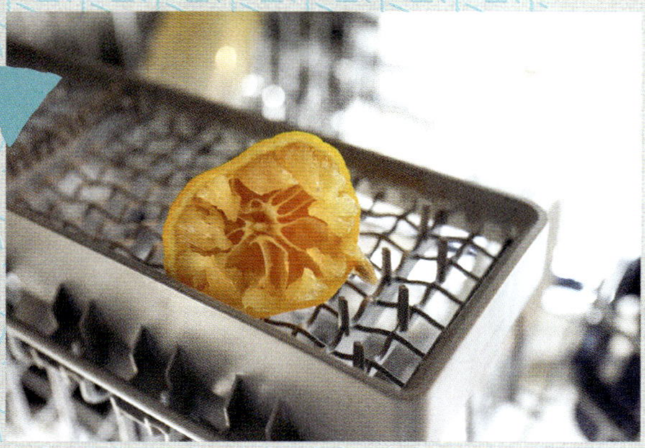

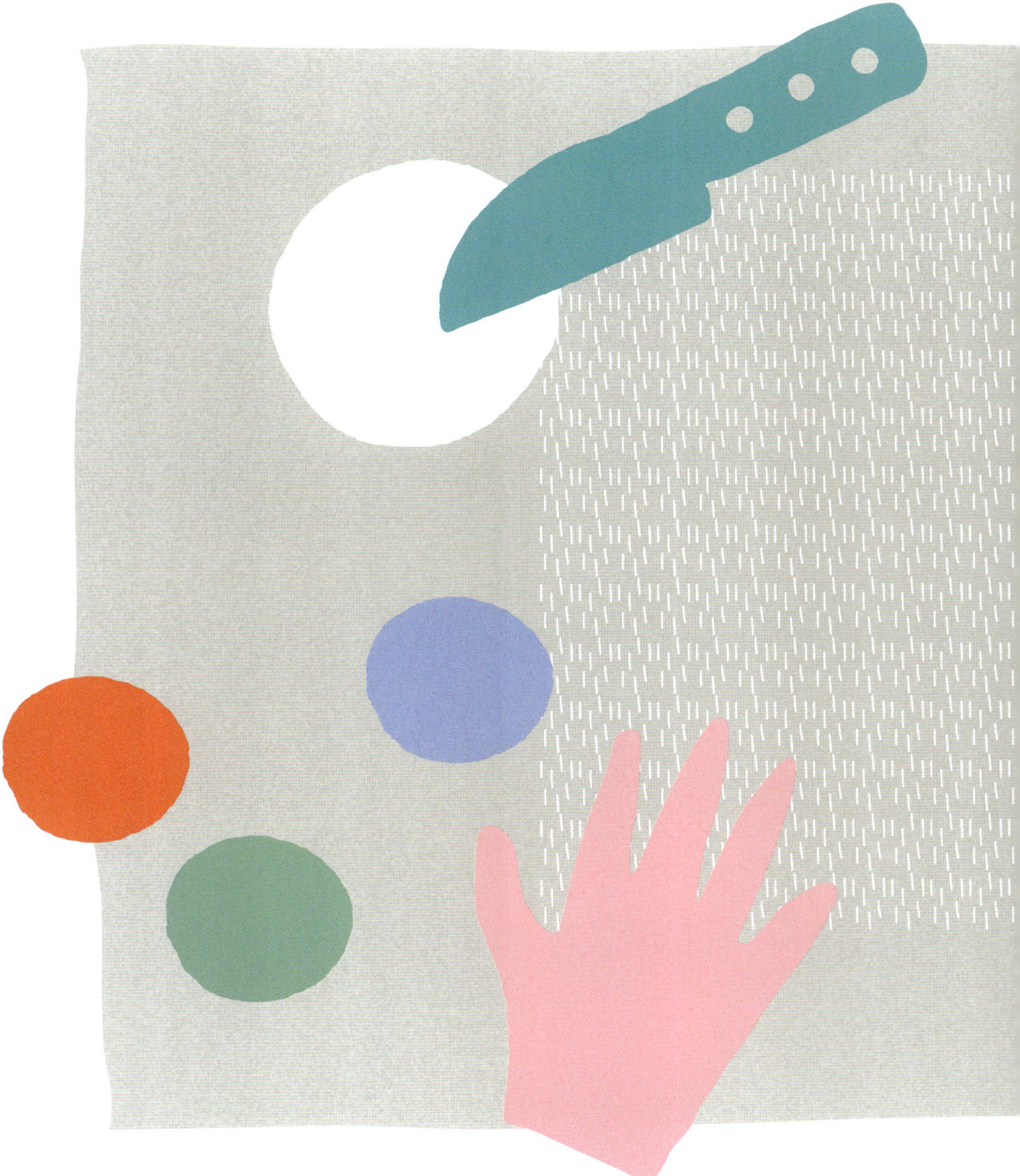

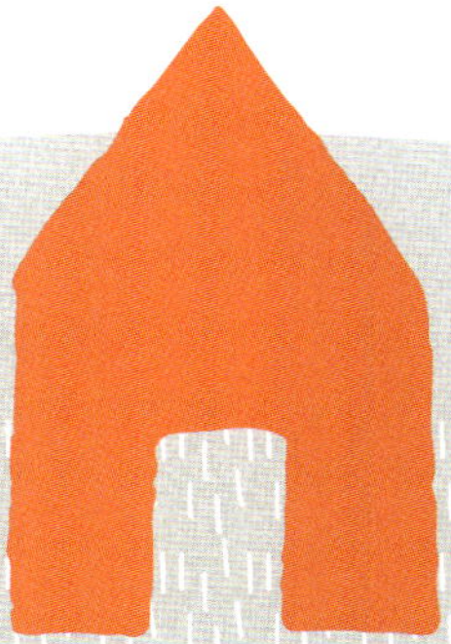

HAUSHALT

Nachhaltiges Bewusstsein und Denken fängt zu Hause an und die Umsetzung zeigt sich in den kleinen Dingen des Alltags: Mehrweg statt Einweg und Mülltrennung, das ist klar – vor allem Papier, Plastik und Biomüll. Ein nachhaltiger Haushalt führt aber bis zum Kleiderschrank. Hier geht Qualität vor Quantität, denn Billiges geht schnell kaputt. Gebraucht kaufen ist, was Geldbeutel und Umwelt betrifft, gerade bei Kindersachen einer der größten Sparfaktoren. Wer dann noch darauf achtet, Elektrogeräte und Heizung nur dann einzuschalten, wenn sie gebraucht werden, ist alles andere als verschwenderisch.

#25

DIY-KÜCHENROLLE

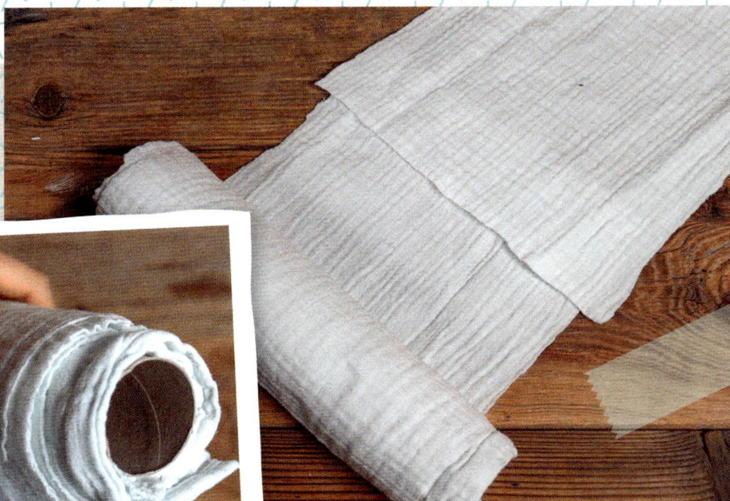

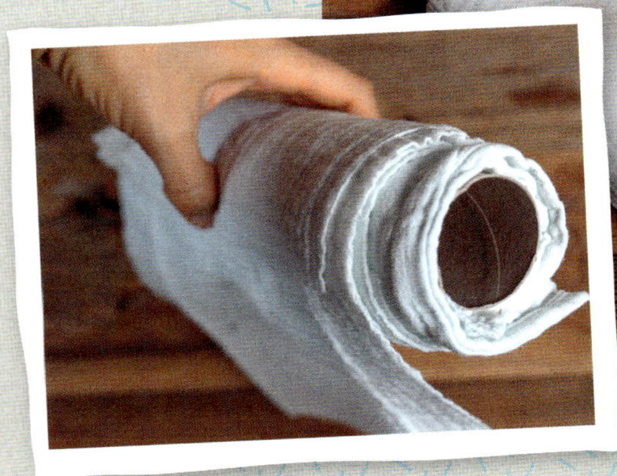

Küchenpapier lässt sich leicht durch waschbare Putzlappen ersetzen. Dazu eignen sich zum Beispiel ausgediente Mulltücher oder ein altes, zerschnittenes Bettlaken. Ein Nachteil daran ist, dass man sie normalerweise nicht so praktisch von der Rolle ziehen kann. Doch dafür brauchst du nur die Stange deiner Küchenrollenhalterung herauszudrehen und jedes Tuch leicht überlappend auf die Holzstange aufzurollen. Mit einer leeren Pappküchenrolle funktioniert das auch. Und richtig professionell wird es mit Kam Snaps, falls du ein solches Kit zu Hause hast.

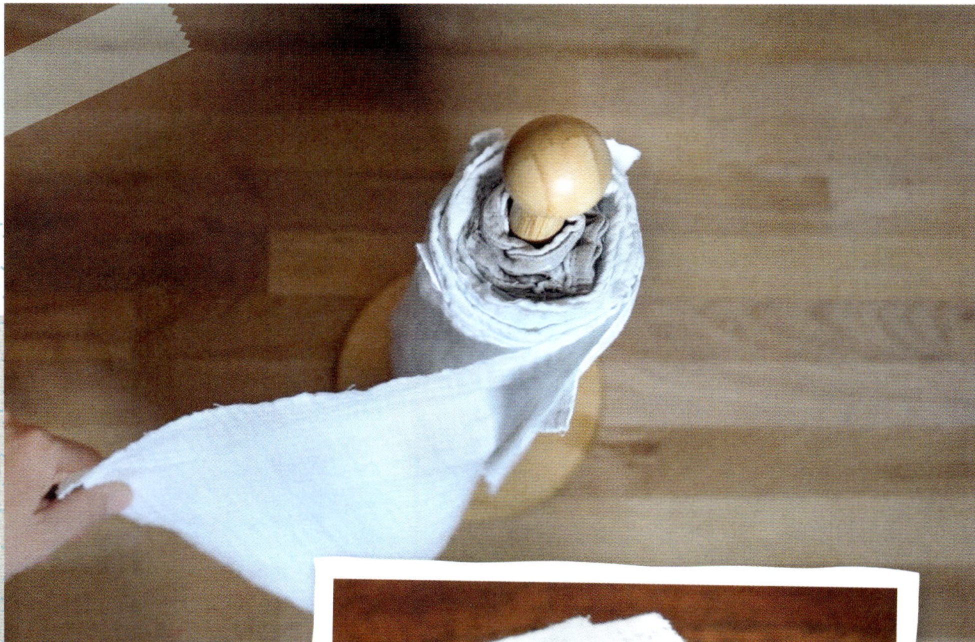

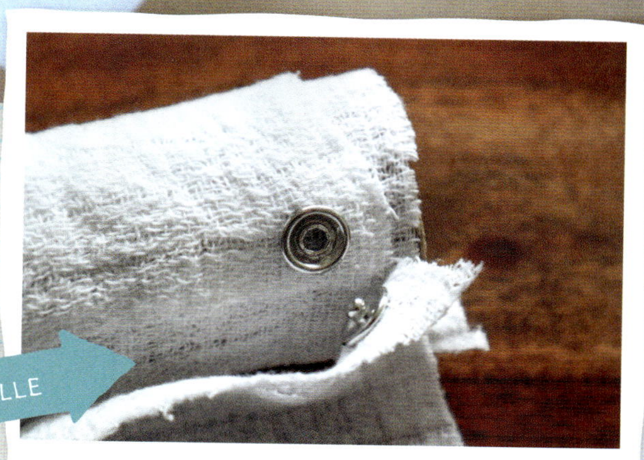

MEHRWEG-ROLLE

26

Mehrwegbox

Ein Falttrick lässt dich Tücher aber auch praktisch aus der Box entnehmen. Wie bei Einmaltüchern wird dabei jeweils das nächste Tuch nachgezogen: Lege Tuch 1 auf den Tisch. Deine andere Hand legt den Rand von Tuch 2 mittig auf Tuch 1. Jetzt klappst du die offene Seite von Tuch 1 auf Tuch 2. Tuch 3 legst du exakt so auf Tuch 2, wie du Tuch 1 platziert hast. Klappe jetzt Tuch 2 darüber. So machst du immer weiter, bis du einen ganzen Stapel ineinandergefaltet hast, den du in deiner Box verstaust.

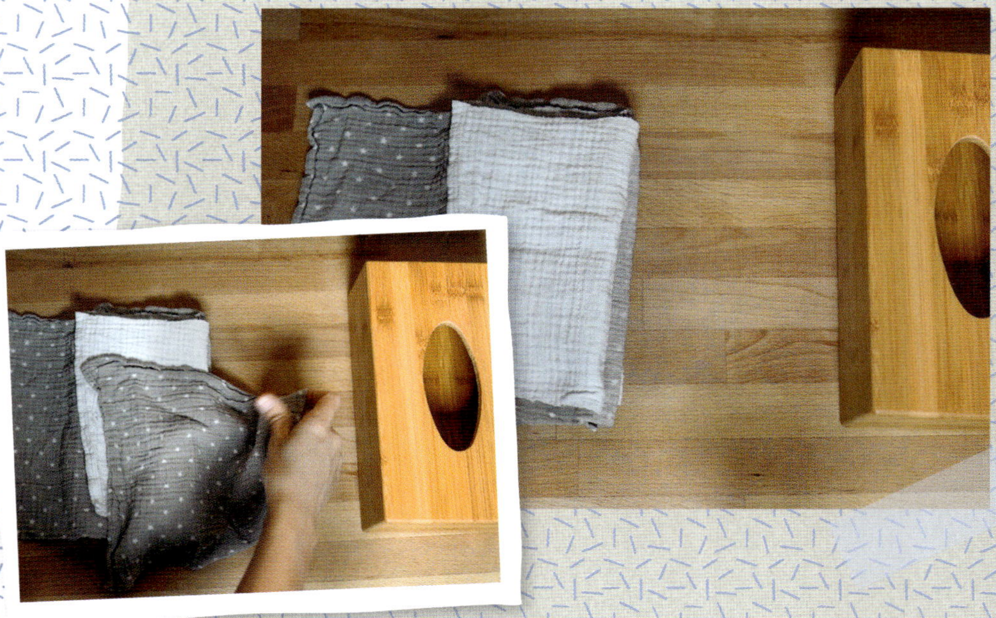

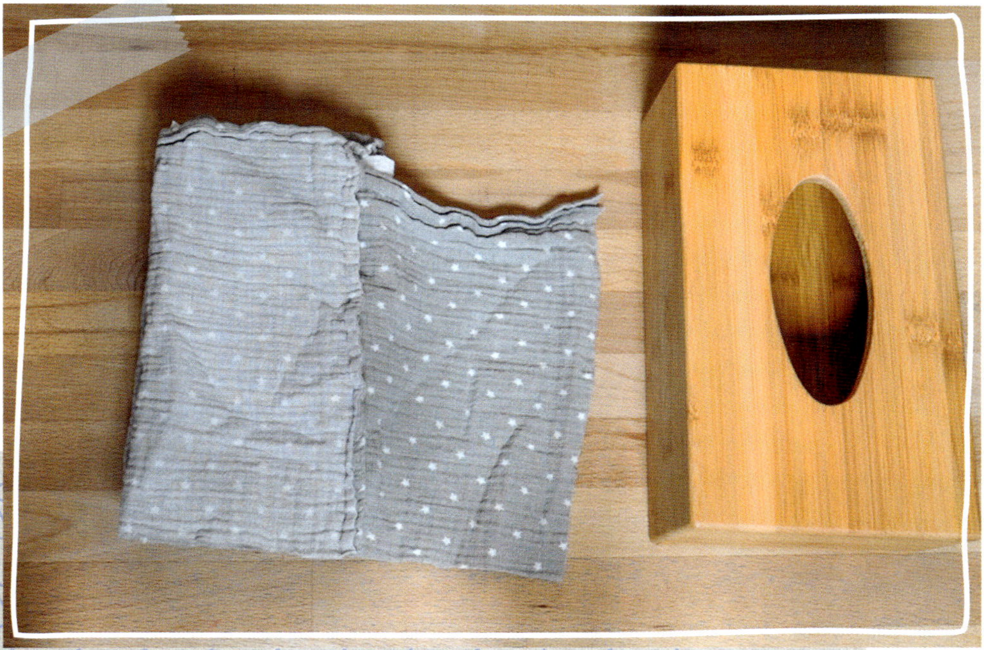

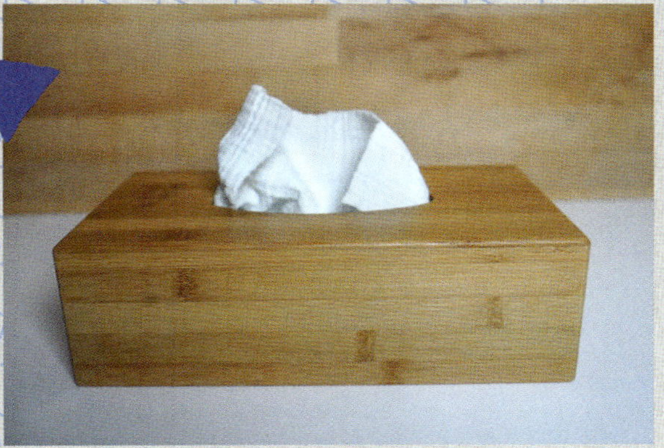

LEICHT ZU ENTNEHMEN

27

Natürlich färben

Kleidungsstücke aus Baumwolle, Leinen oder Wolle kannst du ganz natürlich färben. Mit Spinat zum Beispiel werden sie grün, mit Roter Bete rot, mit Rotkohl lila, mit Avocado braun und mit Kurkuma gelb. Koche die Lebensmittel dazu in einem alten Topf so lang aus, bis dir die Farbe gefällt. Dann schöpfst du die groben Teile ab, gibst das Kleidungsstück ins Wasser und lässt es eine Stunde köcheln. Je länger es danach darin liegen bleibt, desto intensiver wird die Farbe. Damit die Fasern die Farbe noch besser annehmen: Vorher waschen und eine Stunde in einer Mischung aus ▸ 1 Teil Essig und ▸ 4 Teilen kaltem Wasser ziehen lassen. Das natürliche Färben macht sich auch an Ostern zum Eierfärben gut.

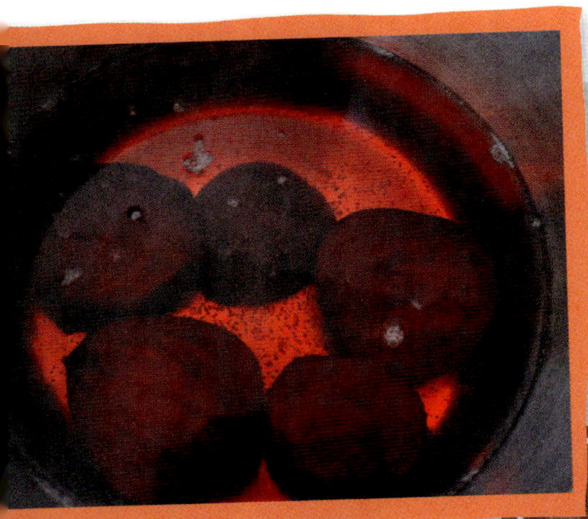

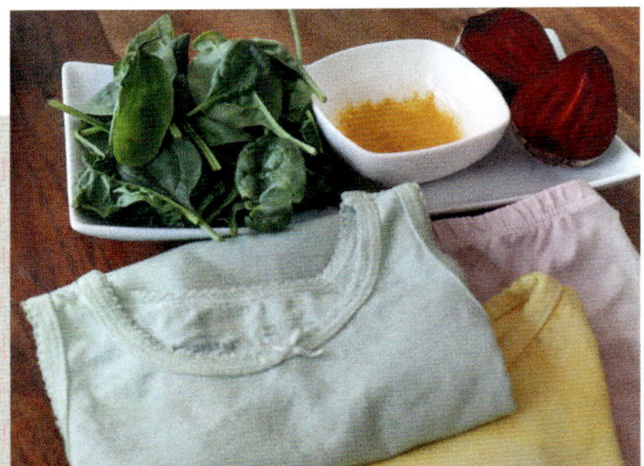

VOLL BIO

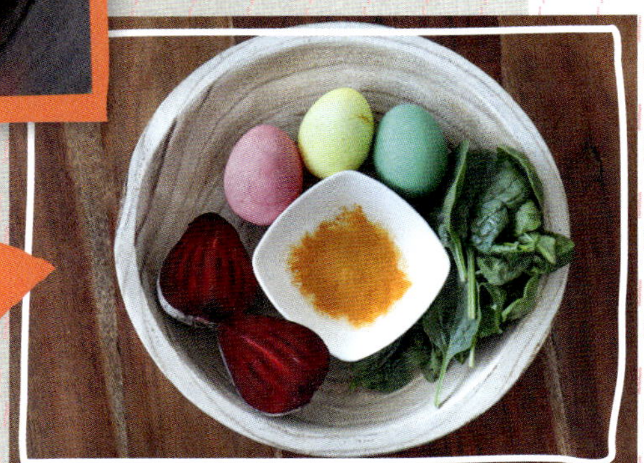

28
Zitronenschalensäckchen

Zitronenschale duftet nicht nur herrlich frisch, sie wirkt auch wie ein natürlicher Weichspüler. Das liegt an der Zitronensäure, die, ähnlich wie Essig, das Wasser enthärtet und den Stoff schön soft macht. Fülle einfach ein paar Zitronenschalen in ein Stoffsäckchen oder eine »einsame« Socke und stecke diese/s beim Waschen mit in die Maschine.

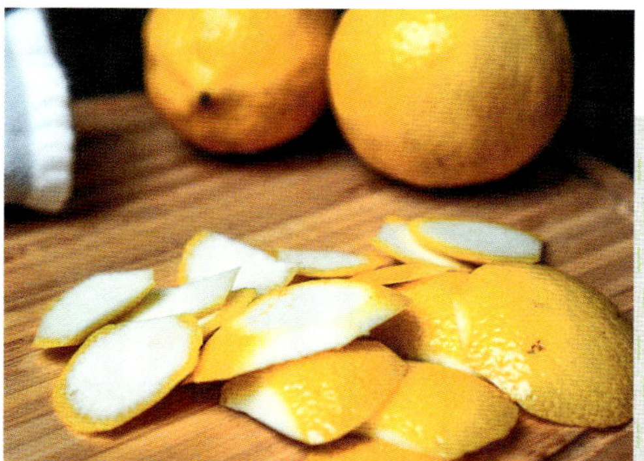

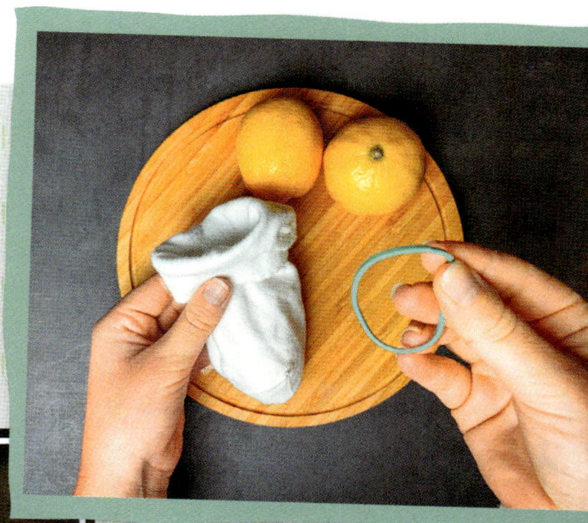

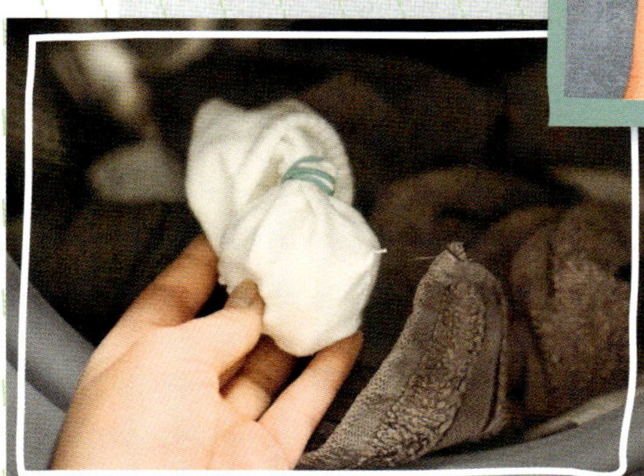

29

Seifenkiste

Wie du beim Geschirrspülen Verpackungsmüll und Mikroplastik einsparen kannst? Indem du feste Kernseife verwendest. Achte darauf, dass sie kein Palmöl enthält, denn die Ölpalmen werden in Monokulturen angebaut, wofür Regenwald weichen muss. Kernseife ist auch ohne Palmöl erhältlich. Aus (flüssiger) Neutralseife und Wasser lässt sich ebenfalls ein umweltfreundliches Flüssigspülmittel mischen.

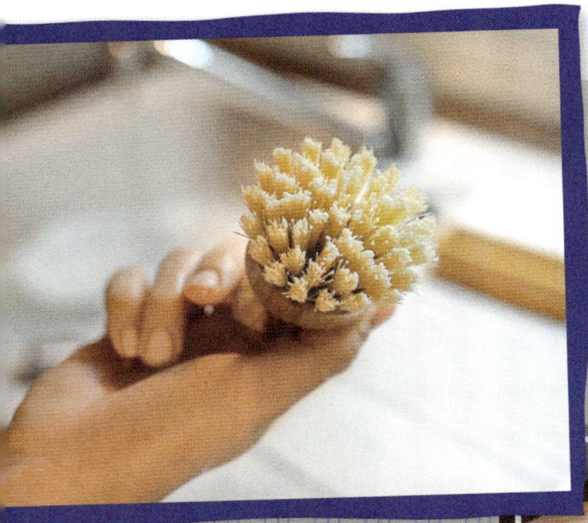

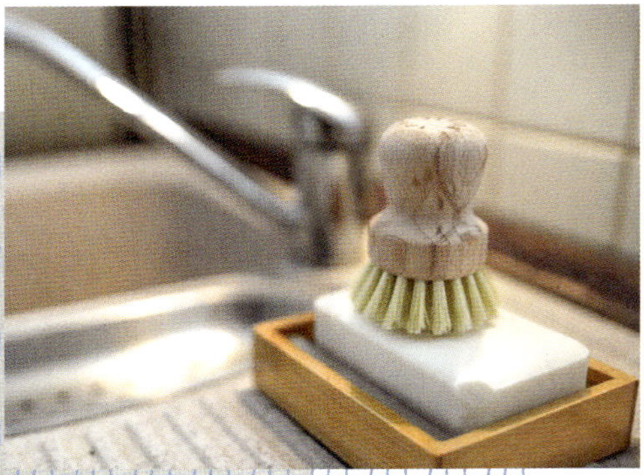

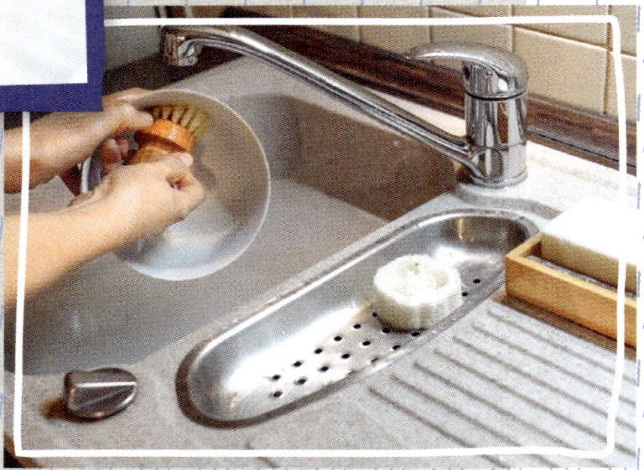

30
ETIKETTEN ENTFERNEN

Es gibt nur zwei Arten von Klebstoff: Bei wasserlöslichem musst du das Gefäß fünf Minuten in lauwarmes Wasser legen, dann löst sich das Etikett von allein. Funktioniert das nicht, handelt es sich um fettlöslichen Klebstoff. Reibe dann das Etikett mit Pflanzenöl ein und lasse dieses kurz einwirken. Etiketten oder Aufkleber, die nicht eingeweicht werden können, also auf Büchern, Wänden, Kisten oder Türen, föhnst du eine Weile an. Klebstoff löst sich immer auch durch Hitze.

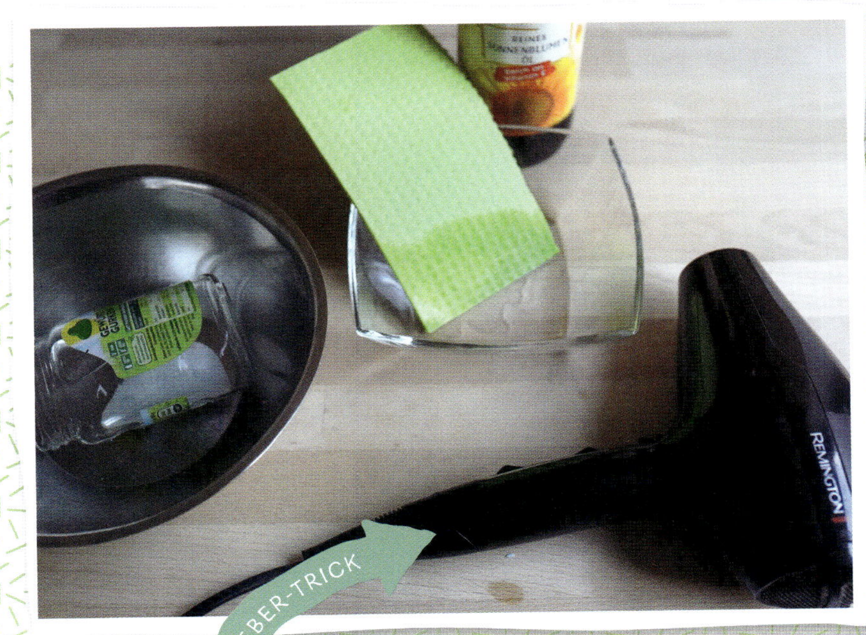

ANTI-KLEBER-TRICK

\# 31

BIENENWACHSTÜCHER

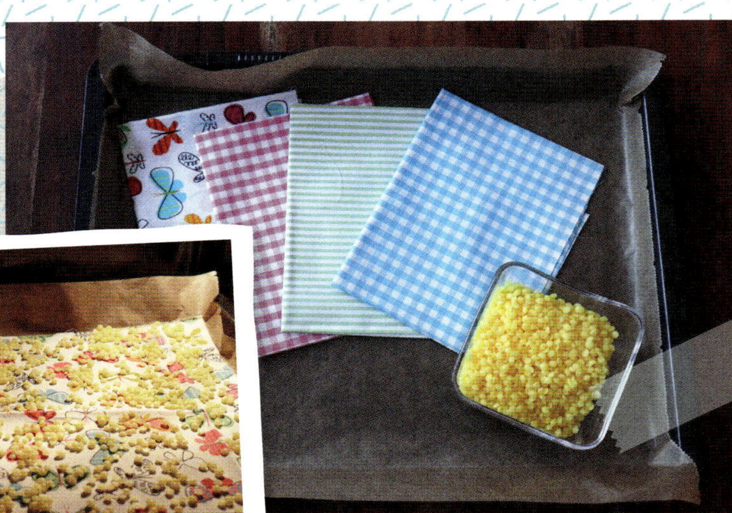

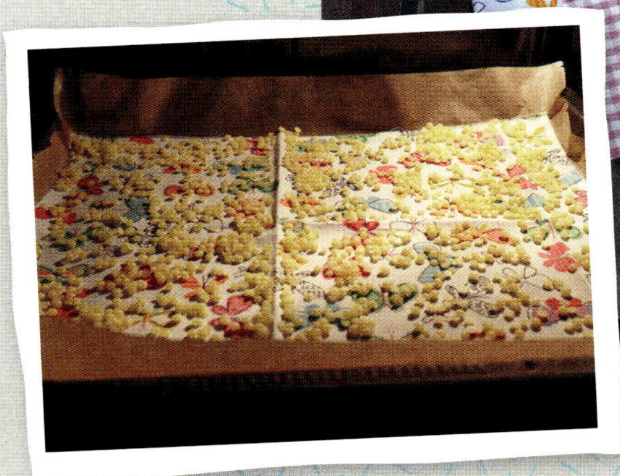

Bienenwachstücher sind die nachhaltige Alternative zu Frischhaltefolie – und du kannst sie ganz leicht selbst machen. Dazu legst du ein Backpapier auf ein Backblech, darauf kommt ein sauberes Stück Stoff, auf dem du gleichmäßige Bienenwachsgranulat verteilst. Anschließend schiebst du das Blech für ein paar Minuten bei 80 °C in den Backofen. Sobald das Wachs geschmolzen ist, nimmst du das Tuch heraus und hängst es zum Trocknen auf – schon ist es einsatzbereit! Das Tuch lässt sich formen, wenn du es in den Händen anwärmst. Im Kühlschrank wird es wieder fest. Zum Reinigen nur kaltes Wasser verwenden, sonst schmilzt das Wachs.

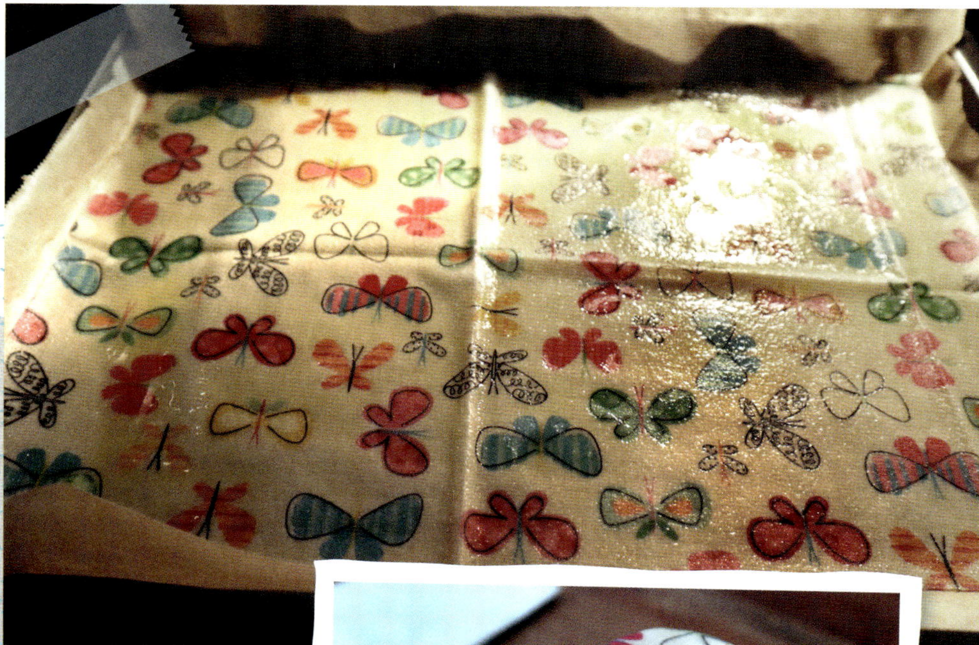

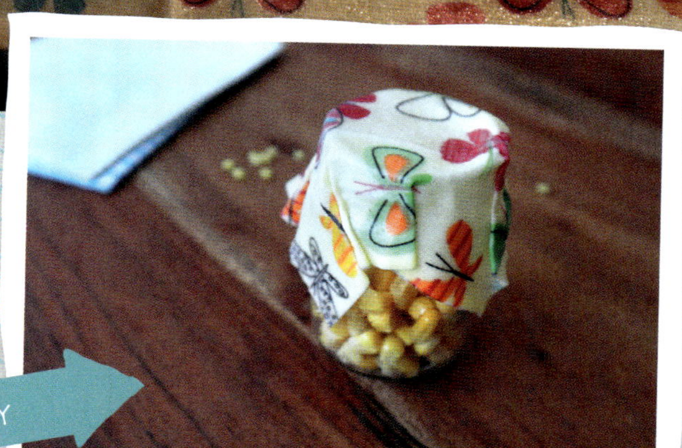

KÜCHEN-DIY

32

Pflege 2 go

Kokosöl ist als Naturkosmetik perfekt für Kinder geeignet. Es spendet Feuchtigkeit (zum Beispiel für trockene Lippen und Hautstellen) und lindert durch seine antibakterielle Wirkung Entzündungen, etwa bei Schnupfnasen. Da es in der Hosentasche durch die Körperwärme flüssig wird, kannst du ▶ 2 EL Kokosöl mit ▶ 1 EL Bienenwachs im Wasserbad schmelzen und dann in kleine Döschen abfüllen. Ein paar Tropfen Vitamin-E-Öl (Tocopherol) verhindern, daa die Fette ranzig werden. Die Pflege to go hält sich im Kühlschrank etwa ein Jahr. **Extra-Hack:** Verwende zum Schmelzen eine leere Konservendose, die musst du anschließend nicht aufwendig reinigen, sondern kannst sie einfach entsorgen.

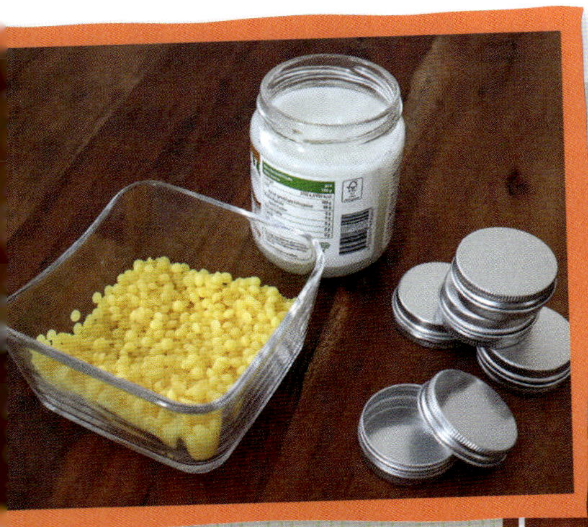

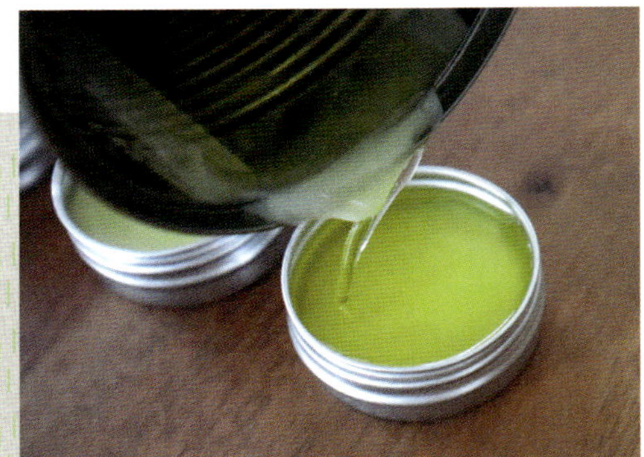

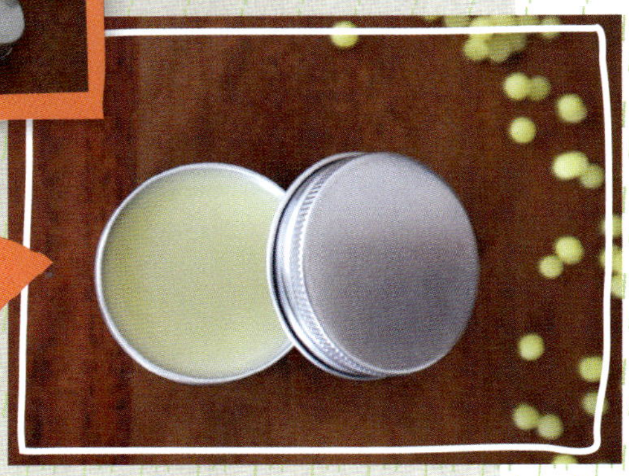

SUPER EASY

33

DIY-PEELINGSEIFE

Für die Dusche kannst du dir eine umweltfreundliche Peelingseife selbst machen. Dafür legst du ein Stück Luffaschwamm in eine geeignete Form, schmilzt die gewünschte Menge Rohseife (zum Beispiel unraffinierte Sheabutter in Bioqualität) im Wasserbad und übergießt dann den Schwamm damit. Optional kannst du noch Haferflocken oder Seifenduft zugeben. Wenn du keine Form hast, kannst du auch eine leere Chipsdose upcyclen. Die Seife lässt sich später gut herausschütteln und samt Schwamm mit dem Brotmesser in hübsche Seifenstücke schneiden.

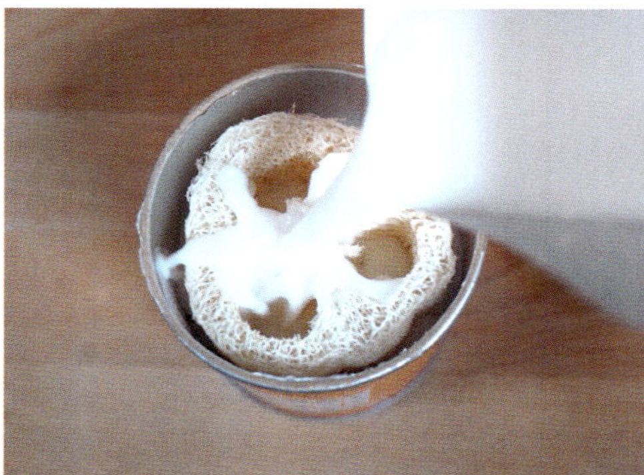

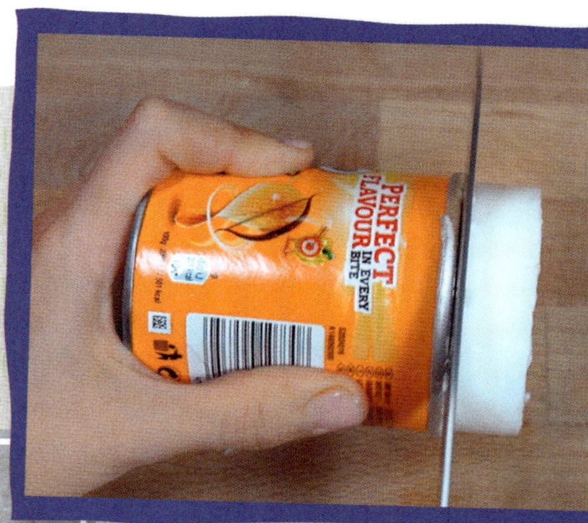

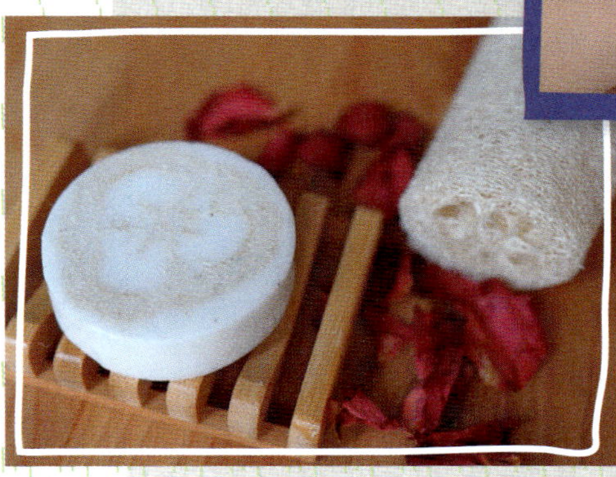

34
MITWACHSKLEIDUNG

Findest du auch schade, dass die Kids viele schöne Klamotten nur ein Jahr oder sogar nur eine Saison tragen können, weil sie einfach so schnell wachsen? Mitwachskleidung mit umklappbaren Bündchen an Pullovern, Bodys, Hosenbeinen oder Stramplern ist also mehr als sinnvoll – egal, ob ihr die Klamotten kauft oder selbst näht, strickt oder häkelt. Supertoll finde ich auch die Bodyverlängerung, die mit Kam Snaps schnell selbst gemacht ist. Unten eingeknöpft kann der Body damit über zwei weitere Größen getragen werden.

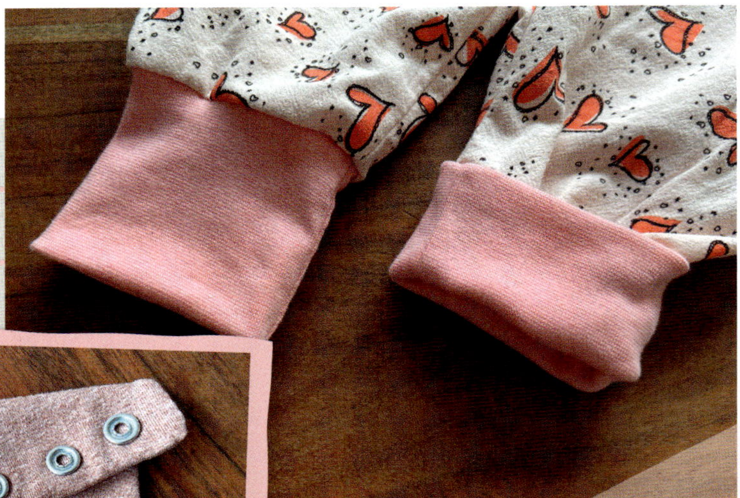

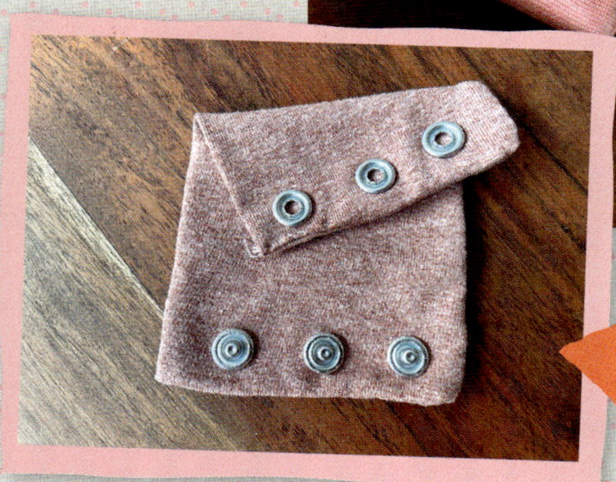

CLICK IT, BABY!

35

Mitwachsender Kleiderschrank

Kinderkleiderschränke sind teuer. Umso ärgerlicher finde ich eigentlich, dass sie oft so gemacht sind, dass Kleinkinder gar nicht an ihre Klamotten herankommen. Das sollten sie aber, damit sie früh lernen, sich selbstständig anzuziehen. Abgesehen davon ist es nachhaltig, wenn man den Kleiderschrank von klein auf bis ins Jugendalter nutzen kann. Eine schöne Idee ist diese Mitwachslösung aus einzelnen Regalsystemen, die sich immer wieder ergänzen, kombinieren und erweitern lassen. Wir selbst nutzen eine Serie aus dem schwedischen Möbelhaus, die man im Internet oder über lokale Anzeiger für relativ kleines Geld gut auch gebraucht findet.

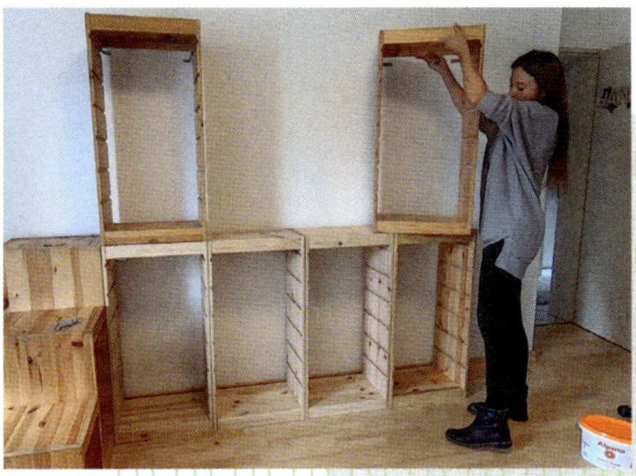

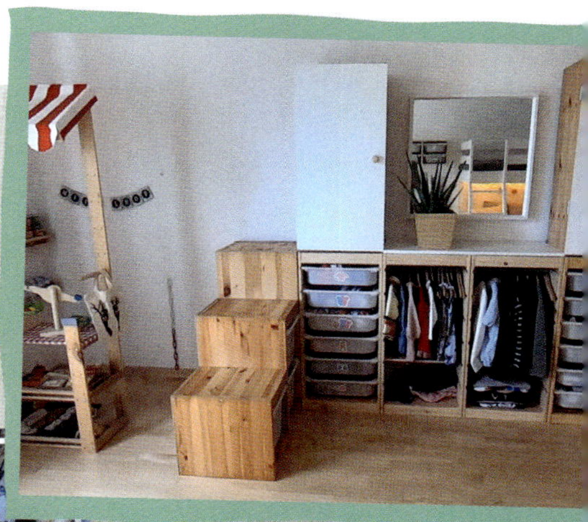

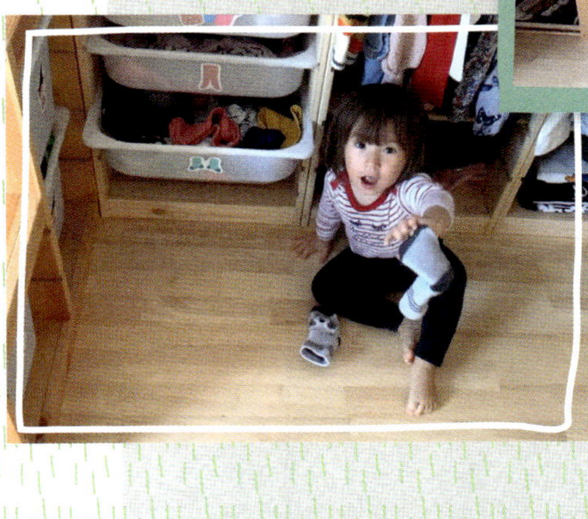

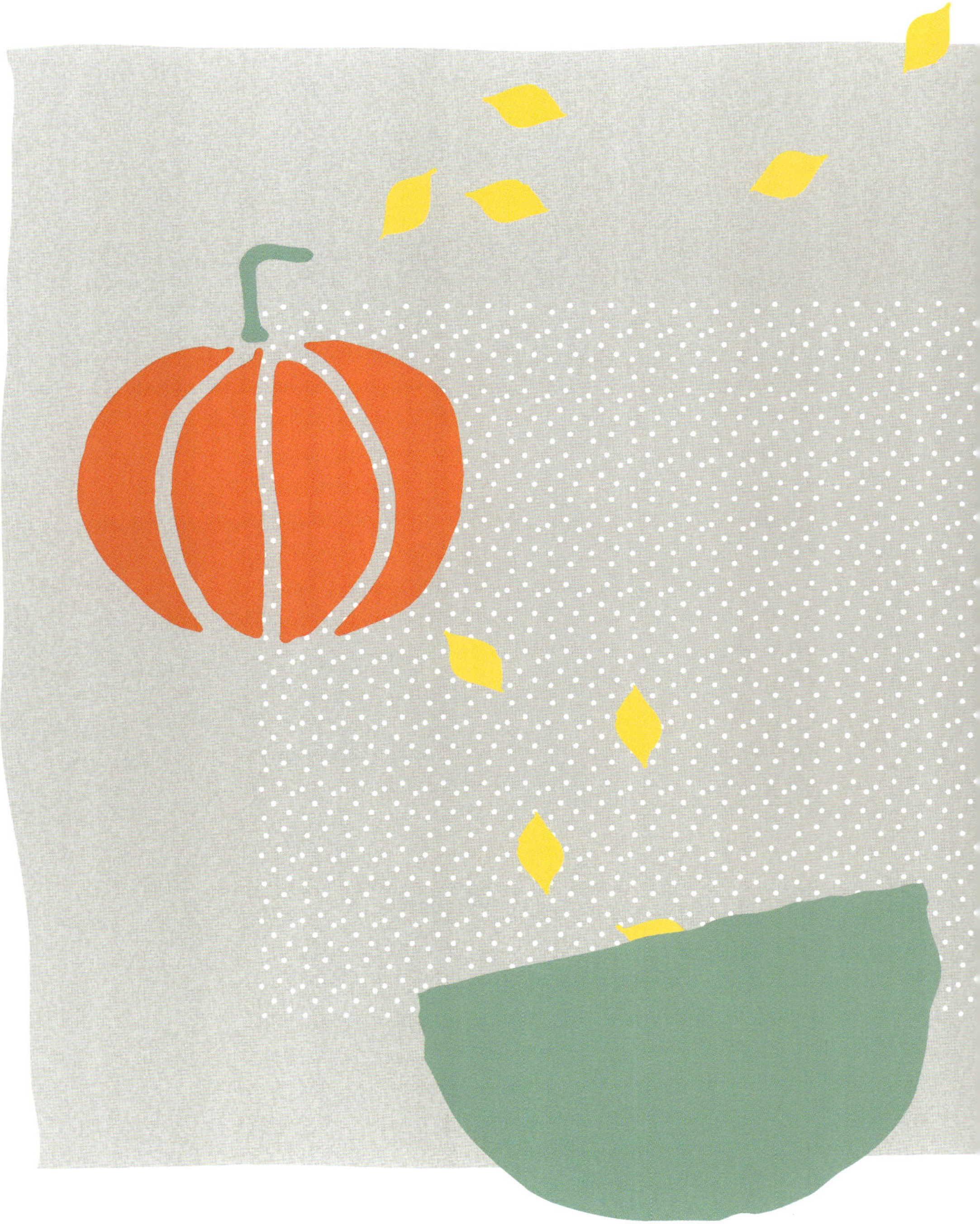

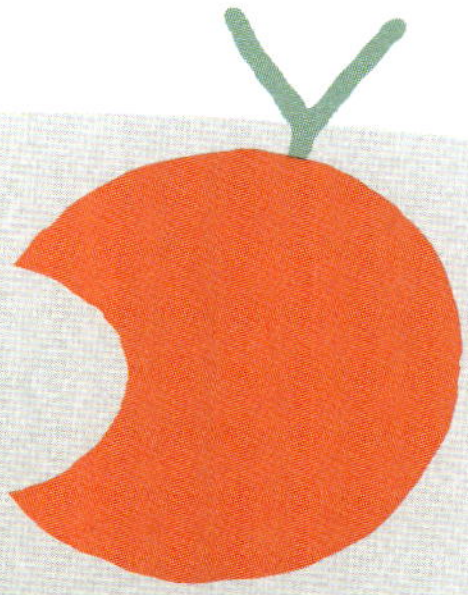

WERTVOLLE RESTE

Bei uns zu Hause ist die größte Aufgabe in Bezug auf Lebensmittelverschwendung, die Reste zu verwerten, die die Kinder übrig lassen. Gute Essensplanung ist die beste Voraussetzung, trotzdem wird manches nur angeknabbert, für eklig befunden und volle Brotdosen werden wieder nach Hause gebracht. Der beste Alltagstrick für mich heißt: »verwandeln« – und dann einen neuen Namen geben. Die angebissene Banane kann in Scheiben geschnitten im Tiefkühler demnächst zu Nice Cream weiterverarbeitet werden. Aus Brotdosenresten werden Tapas für den Abend oder ein Superhelden-Smoothie für den Nachmittag. Keinen Appetit auf Smoothies? Dann wird aus dem Rest eben Eis gemacht, das geht immer. Suppen oder Soßen eignen sich als perfektes Resteversteck, hartes Brot kann zu Bruscetta, Paniermehl oder armen Rittern werden …
In diesem Kapitel findest du Tipps, wie du selbst ungewöhnliche Reste noch in tolle Snacks verwandeln kannst.

36

GESUNDE BRÜHE

Gemüsebrühe mit Nudeln oder Reis drin, das liebt doch jedes Kind. Leider gehen die Nährstoffe in der klassischen Instant-Brühe gegen null. Selbst gemacht ist sie viel gesünder – und es geht genauso schnell. Der Trick: Gemüseschalen und -reste, vorzugsweise von Möhren, Zwiebeln und Sellerie, mit kochendem Wasser aufgießen und dann eine Weile ziehen lassen.

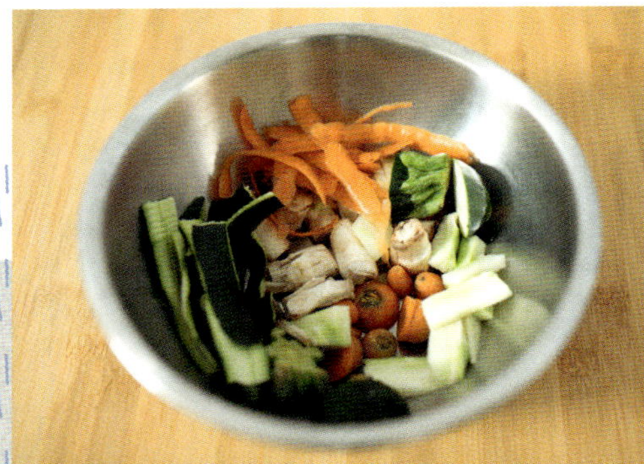

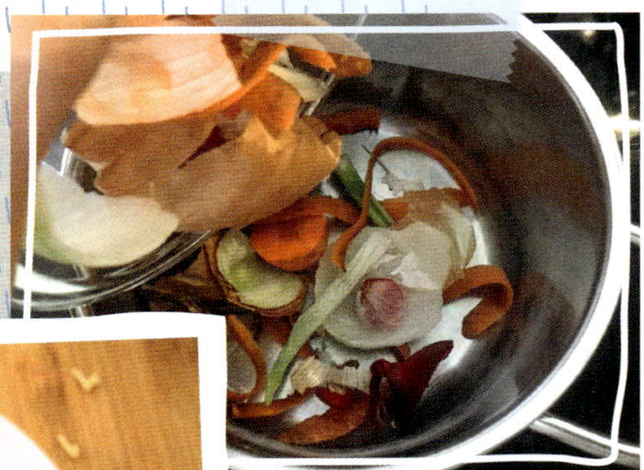

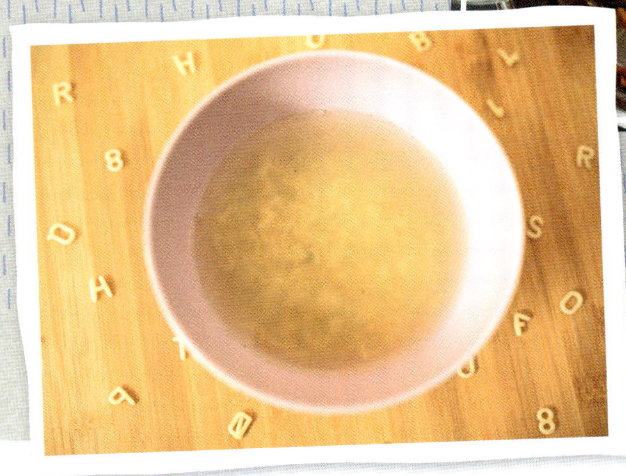

37
Kinder-Dressing

In Marmeladen- und Honiggläsern bleibt immer ein kleiner Rest. Den kannst du ganz einfach auch noch rausholen, indem du das Glas als Shaker fürs Salatdressing verwendest. Fülle dafür alle üblichen Zutaten hinein, also Essig oder Zitronensaft, Öl, Salz und Pfeffer, schraube den Deckel auf und schüttele so lang, bis sich die Reste vollständig gelöst haben.

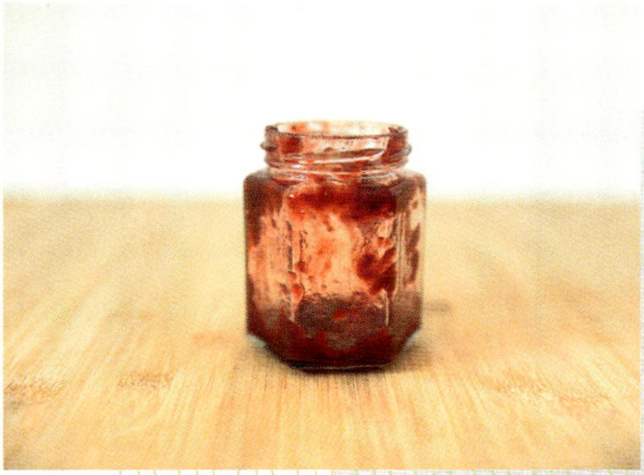

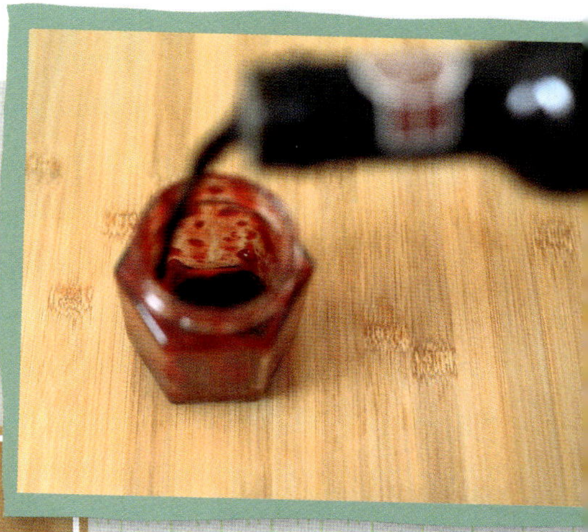

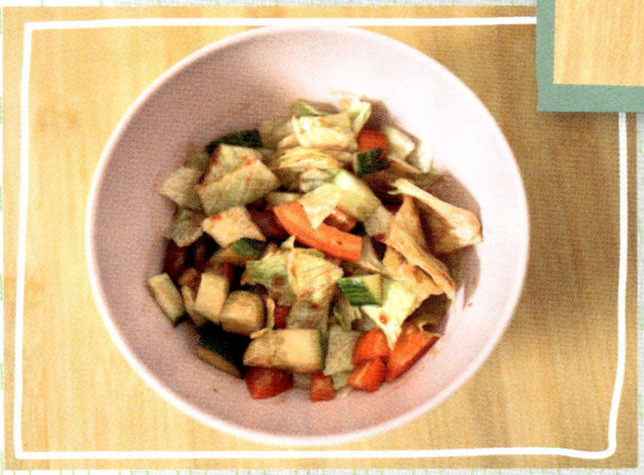

38

Kartoffelschalen-Chips

Wer aus Kartoffelschalen keine Brühe kocht (siehe Seite 56), der kann daraus auch knusprige Chips machen. Du gibst sie dazu in eine Schüssel, träufelst ▶ 1 EL Olivenöl dazu und würzt nach Belieben mit ▶ je 1 Prise Salz, Pfeffer und Paprikapulver. Alles gut durchmischen, die Schalen auf einem mit Backpapier ausgelegten Backblech ausbreiten und im vorgeheizten Backofen bei 200 °C Umluft ca. 10 Minuten knusprig rösten. Lecker!

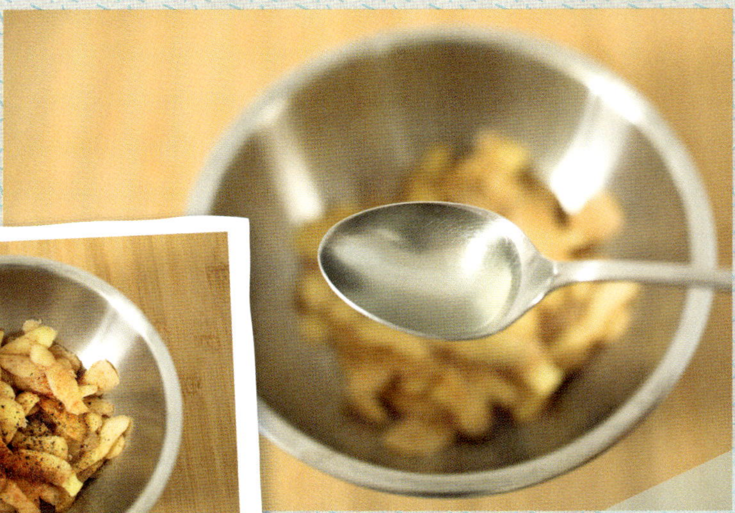

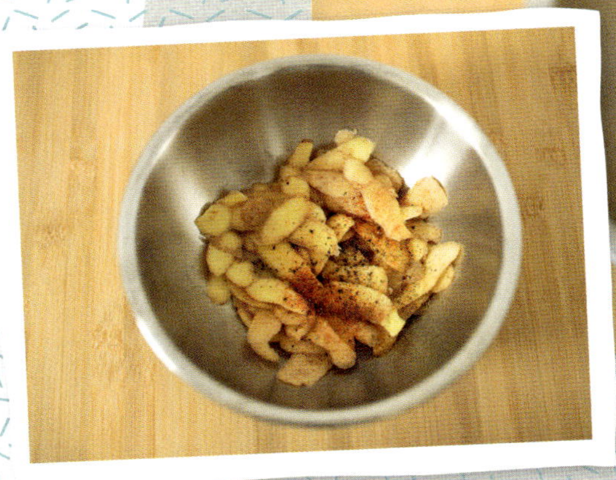

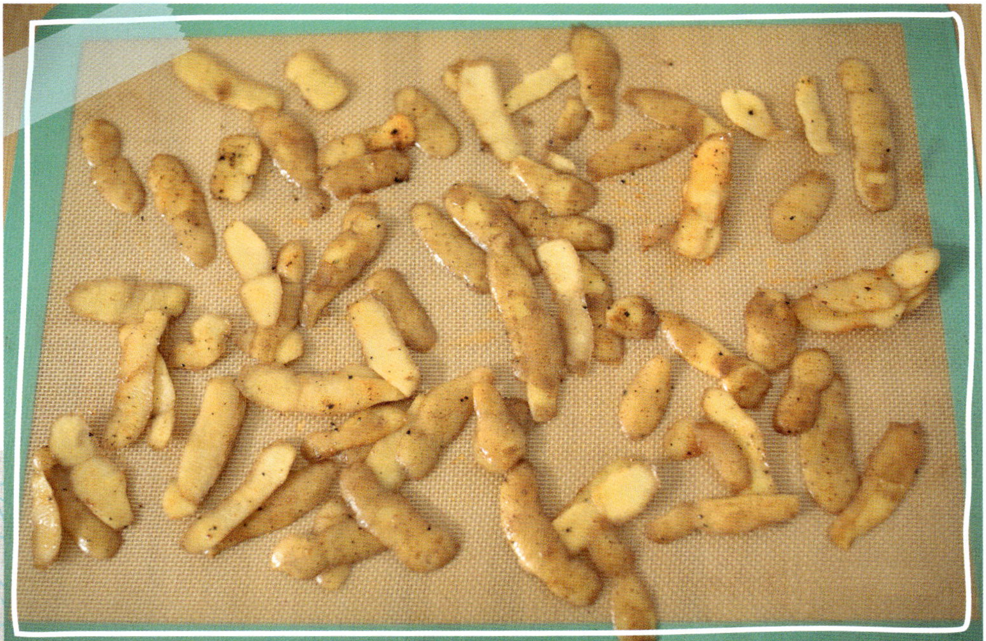

KNABBERN MAL ANDERS

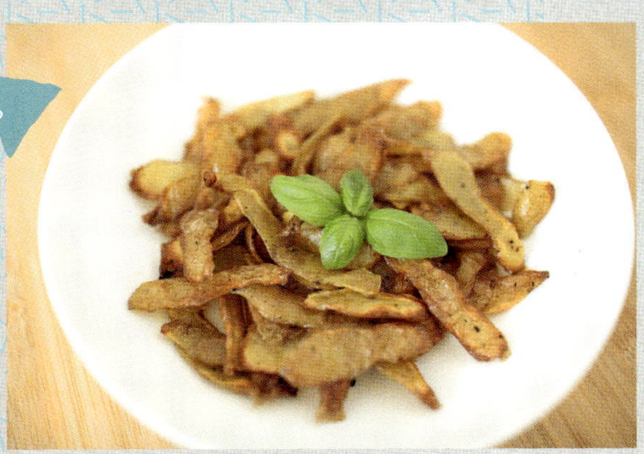

39

Schoko-Shake

Mein Großer wartet immer schon sehnsüchtig darauf, dass der Schokoaufstrich im Glas sich dem Ende zuneigt. Ich fülle dann nämlich das Glas zur Hälfte mit heißer Milch auf und schüttele die Schokoreste zu superleckerem Kakao auf. Hat sich die Schokocreme aufgelöst, wird das Glas komplett mit Milch aufgefüllt und alles noch mit Schlagsahne und bunten Streuseln getoppt. Das Ganze funktioniert übrigens auch mit einem fast leeren Joghurtglas. Dann wird es ein leckerer Milchshake – und dazu muss die Milch nicht einmal warm sein.

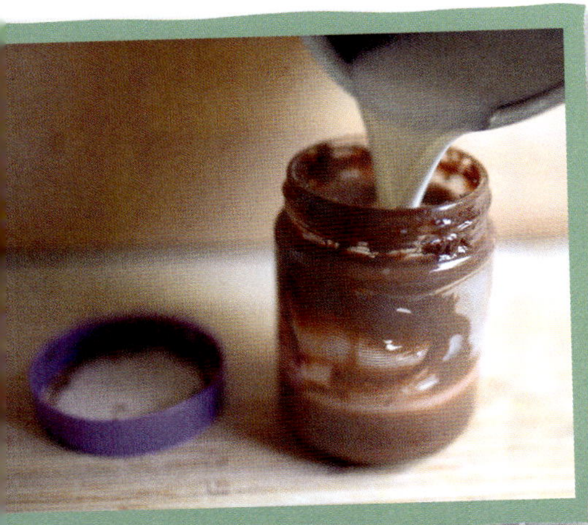

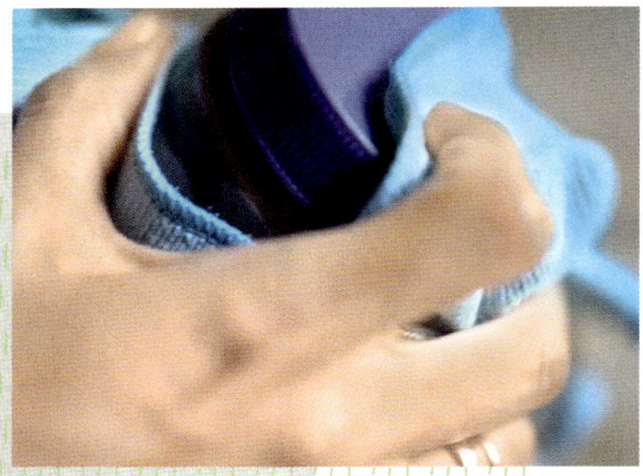

YUMMIE

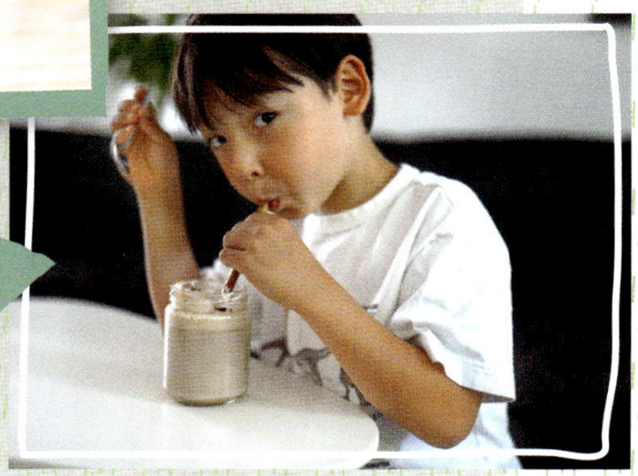

40

Reis-Frucht-Joghurt

Ist vom Abendessen Reis übrig, gibt es bei uns zum Frühstück leckeren Reis-Frucht-Joghurt. Dazu mische ich die Reisreste in einen Naturjoghurt, gebe frisches Obst dazu (was gerade so da ist) und süße nach Lust und Laune noch mit ein bisschen Honig oder Ahornsirup.

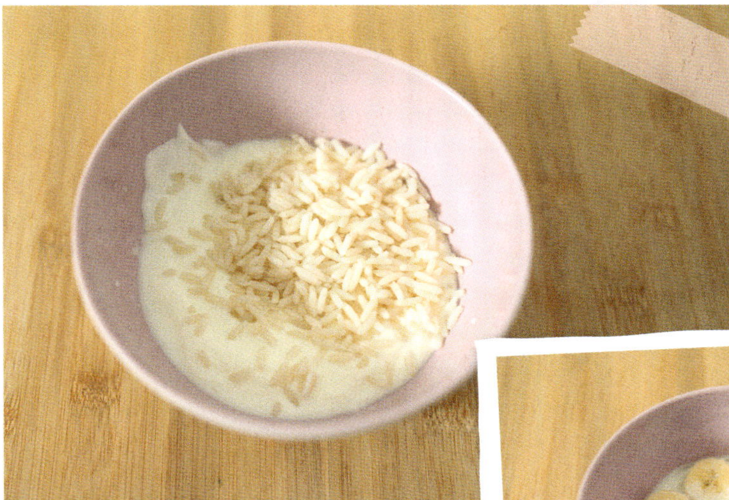

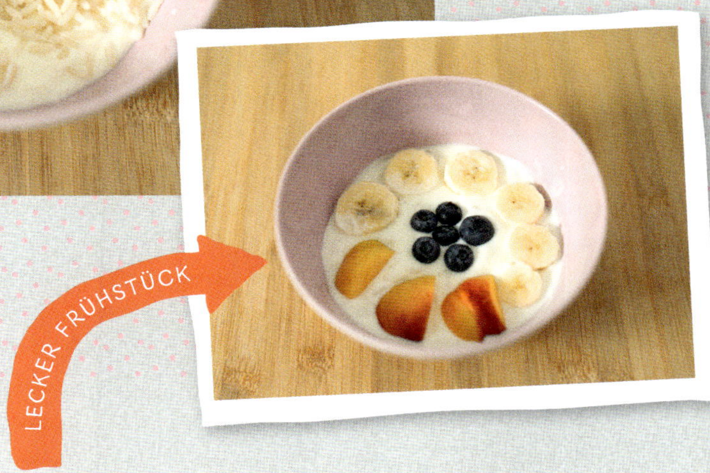

41

ZITRUSSCHALENTEE

Heiß abgewaschene Bio-Zitrusschalen lassen sich gut auf einem Wäsche- beziehungsweise Obst- und Gemüsenetz trocknen, das du straff über einen umgedrehten Topfdeckel oder eine Schüssel spannst. Die getrockneten Schalen kannst du später abfüllen, hierzu eignet sich ein dunkles Glas, beispielsweise das, in dem früher mal Gemüsebrühpulver war. Für eine Tasse Tee übergießt du einfach ein paar Schalen mit kochendem Wasser und lässt sie 10 Minuten ziehen.

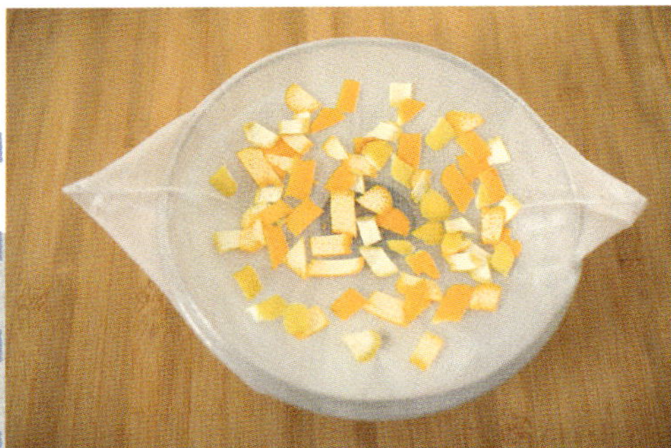

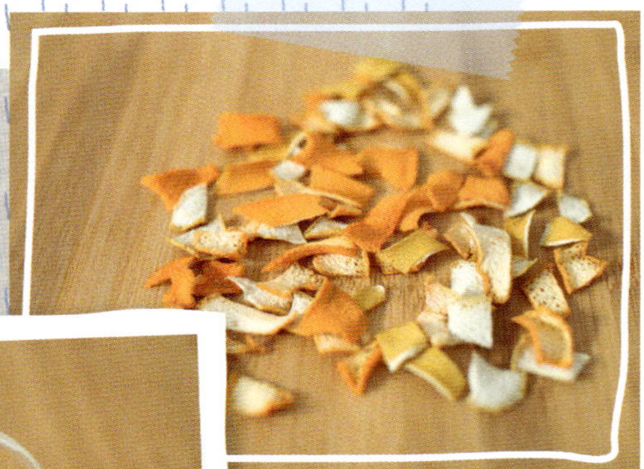

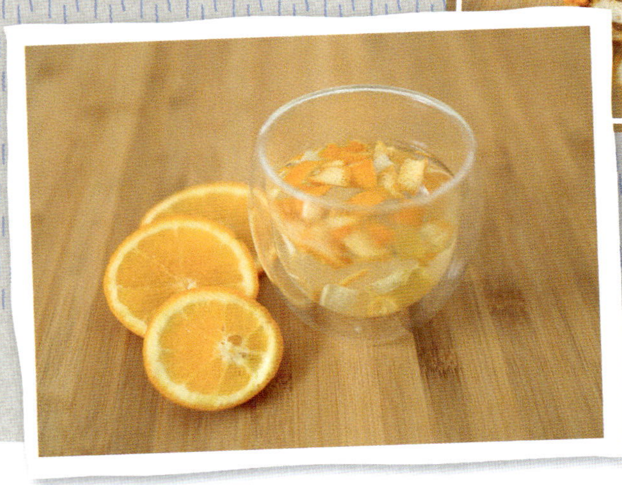

42

APFELSCHALENTEE

Das Gesündeste steckt immer dicht unter der Schale, deshalb ist es schade, diese wegzuwerfen. Außerdem kannst du auch aus Apfelschalen einen leckeren Tee machen, den Kinder gern mögen. Dazu gibst du die frischen Schalen in einen Topf und gießt so viel Wasser dazu, dass sie eben bedeckt sind. Einmal aufkochen, 10 Minuten ziehen lassen, fertig! Mit etwas Zitrone, Zimt und Honig schmeckt der Apfeltee noch besser.

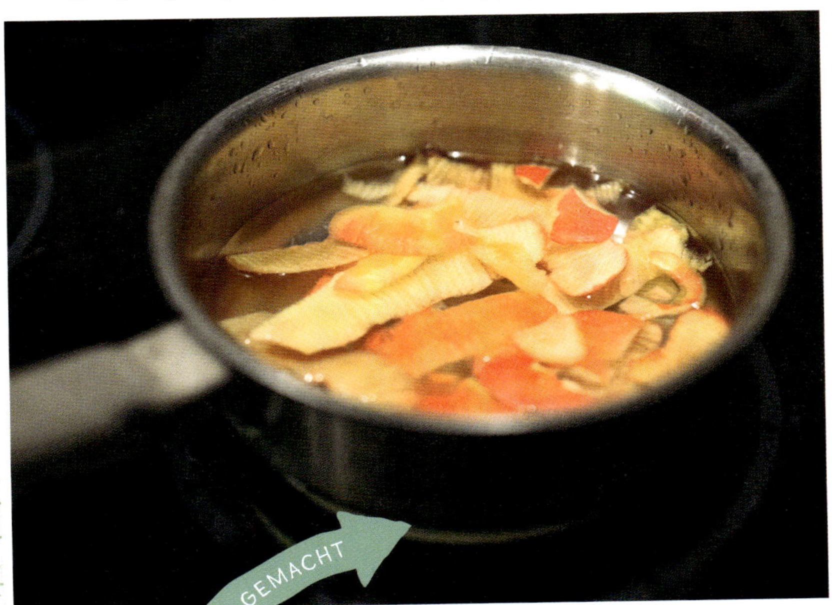

SUPEREASY GEMACHT

43

FRUCHTLEDER

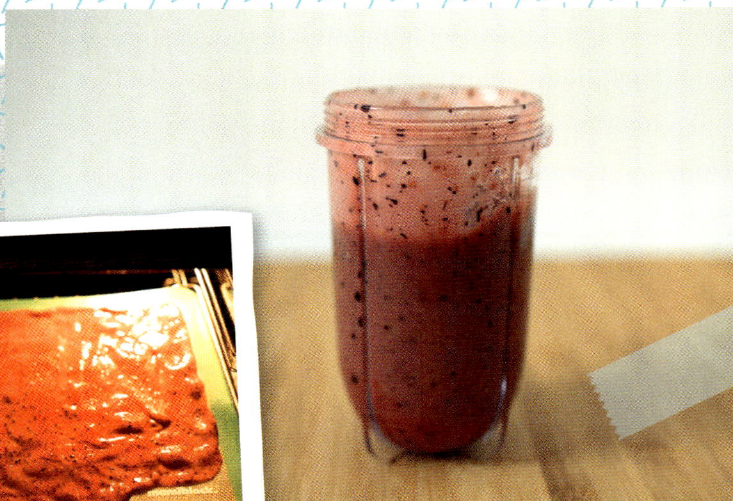

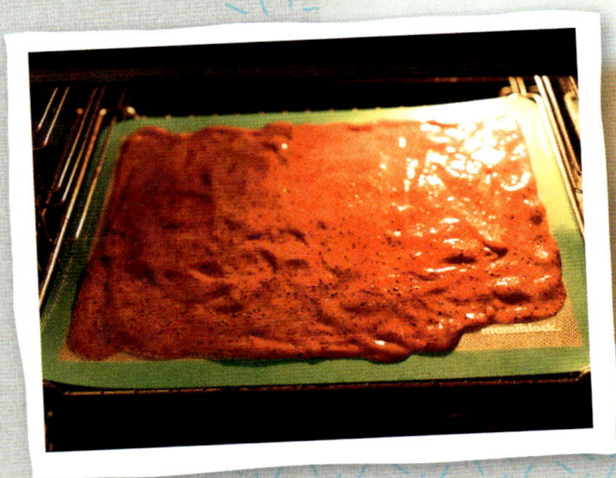

Fruchtleder schmeckt fast wie Gummibärchen und ist bei Kindern deshalb sehr beliebt. Und weil es besonders lecker wird, wenn du es aus sehr reifen Früchten machst, ist es auch noch ein perfekter Reste-Hack. So geht's: Püriere das überreife Obst mit etwas Süße deiner Wahl (zum Beispiel Datteln oder Honig) zu sehr feinem Püree. Dieses streichst du dann schön gleichmäßig und richtig dünn auf ein mit Backpapier ausgelegtes Backblech. Jetzt muss das Ganze nur noch für mehrere Stunden bei 60 °C Umluft im Backofen trocknen. Klemme dabei einen Kochlöffel in die Ofentür, damit der Wasserdampf entweichen kann.

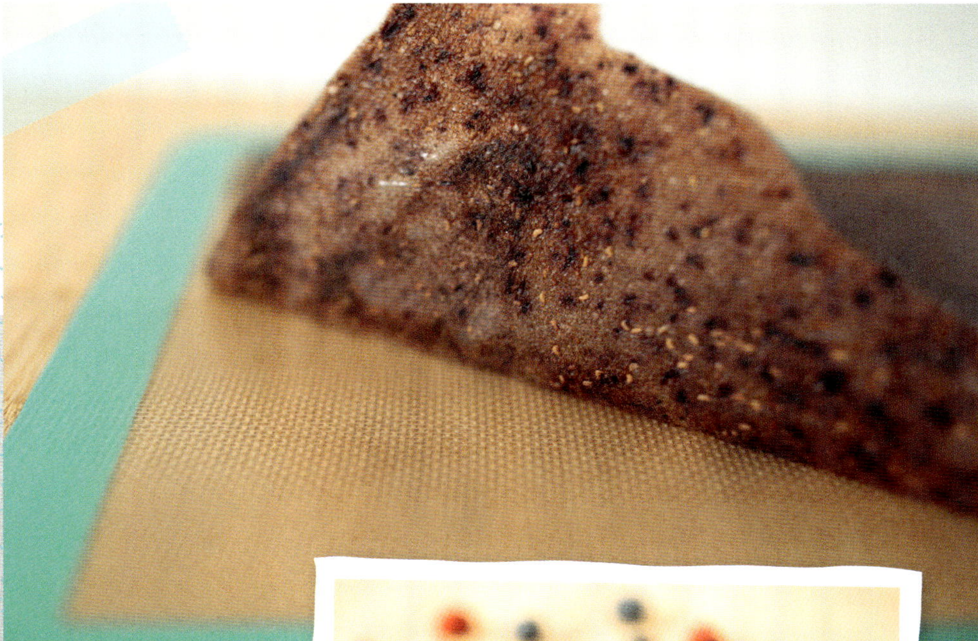

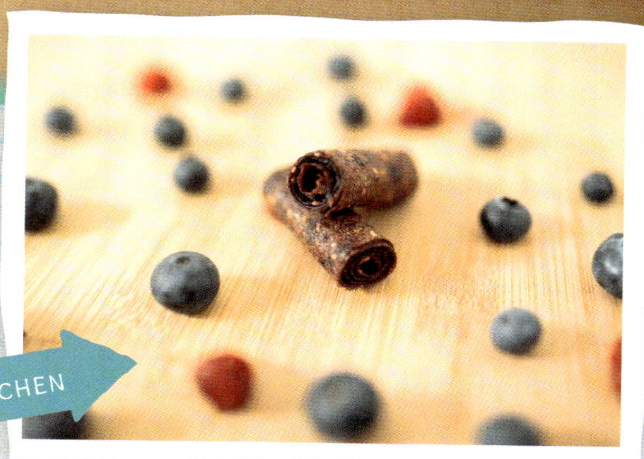

BIO-GUMMIBÄRCHEN

44

Fruchtige Schälchen

Die Schalen von halbierten Früchten können gut als Dessertschälchen herhalten. Sie sind zum Beispiel perfekt geeignet für Obstsalat, Wackelpudding und Eis. Besodners gut klappt es mit den Schalen von Wasser- und Honigmelonen, Orangen, Zitronen, Grapefruits und Kürbissen.

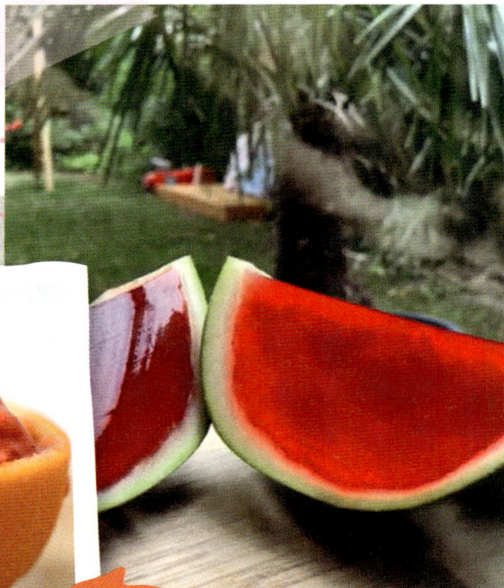

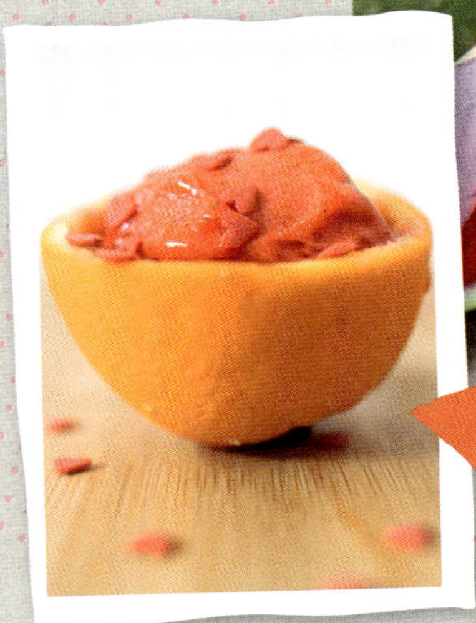

ICE, ICE, BABY!

45

VITAMINE FÜRS GIESSWASSER

Wir waschen Gemüse, Reis und Obst, schütten Kochwasser weg … Dabei enthält es jede Menge gelöste Vitalstoffe. Ich fülle es daher in die Gießkanne, denn für Pflanzen sind diese Stoffe auch gesund. Wichtig ist nur, dass das Wasser nicht gesalzen oder anders gewürzt ist. Kalten Kräutertee oder abgestandenes Mineralwasser eignen sich übrigens auch gut zum Blumengießen.

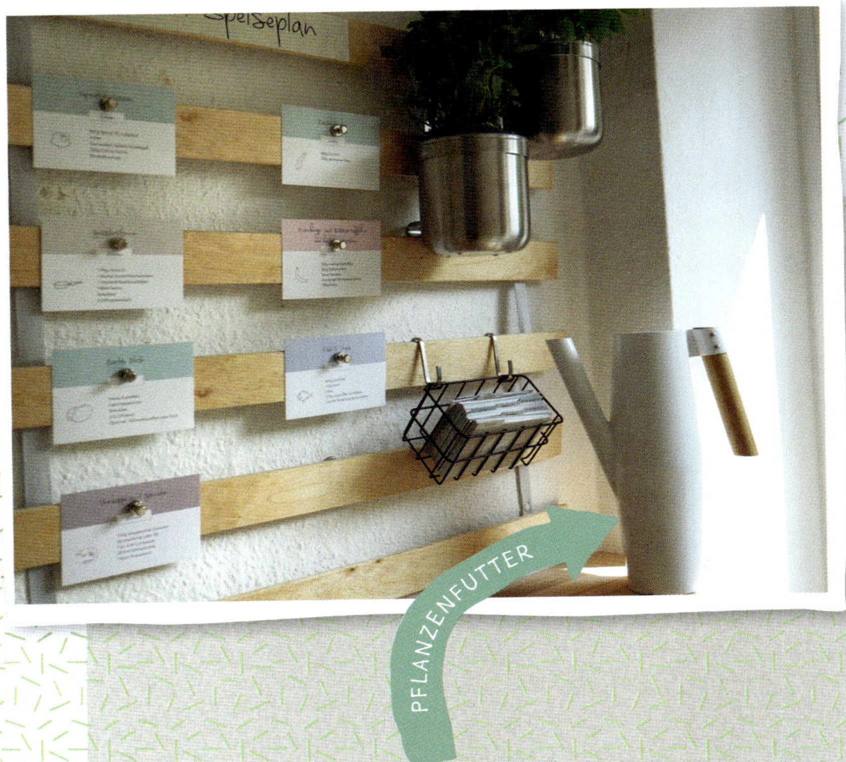

#46

Pfeffrige Kerne

»Mama, aber ohne Pfeffer, bitte!«, tönt es bei uns des Öfteren. Ein gesunder und etwas milderer Pfefferersatz sind getrocknete Papayakerne. Sie stecken voller gesunder Nährstoffe und sind viel zu schade zum Wegwerfen. Gib sie erst in ein feines Sieb und danach auf ein Küchentuch, um vorsichtig reibend das Fruchtfleisch abzulösen. Dann kommen sie zum Trocknen in den Ofen. Du kannst hier gut die Restwärme nutzen, wenn du beispielsweise gebacken hast. So sind die Kerne schon mal vorgetrocknet. Bei 50 °C kannst du sie anschließend noch eine Weile durchtrocknen lassen, bis sie der Beschaffenheit von echtem Pfeffer ähneln. Im Sommer kannst du sie auch einfach in die Sonne legen. In die Pfeffermühle füllen und lospfeffern.

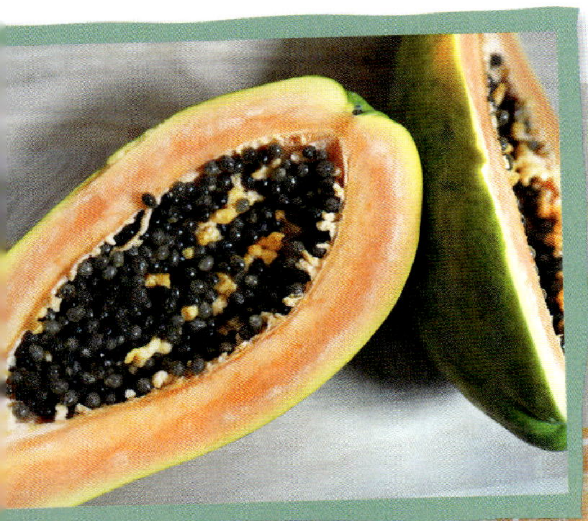

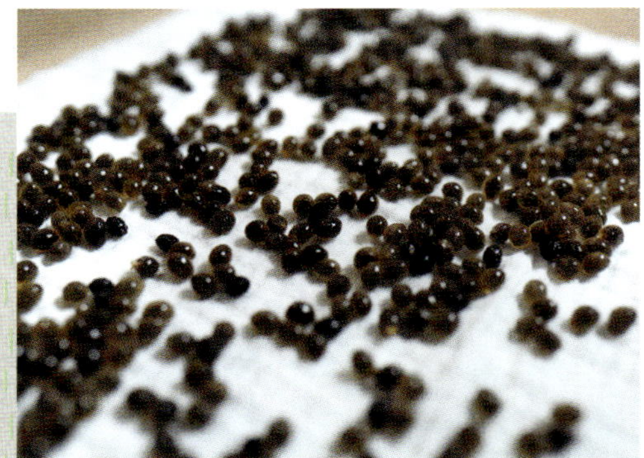

SCHÖN SPICY

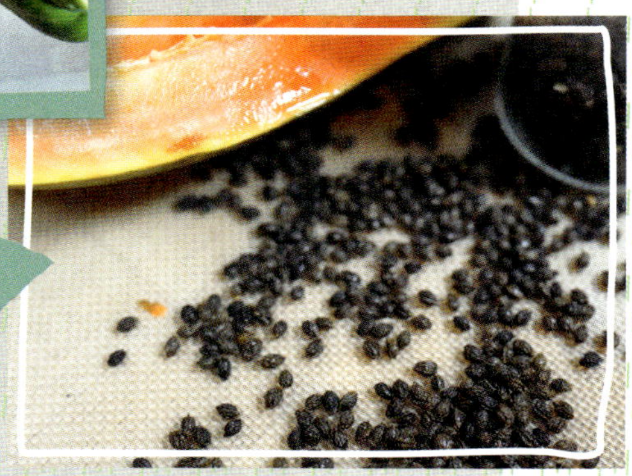

#47

KÜRBISKERNE

Gekaufte Kürbiskerne kommen an selbst geröstete geschmacklich nicht annähernd heran. Probiere es einfach mal aus: Röste die gewaschenen Kerne mit einem Stück Butter und Salz bei starker Hitze in einer Pfanne, bis sie springen. Danach lassen sich die Kerne gut von der Schale knabbern. Mir schmecken sie lauwarm am besten – dann besteht definitiv Suchtgefahr.

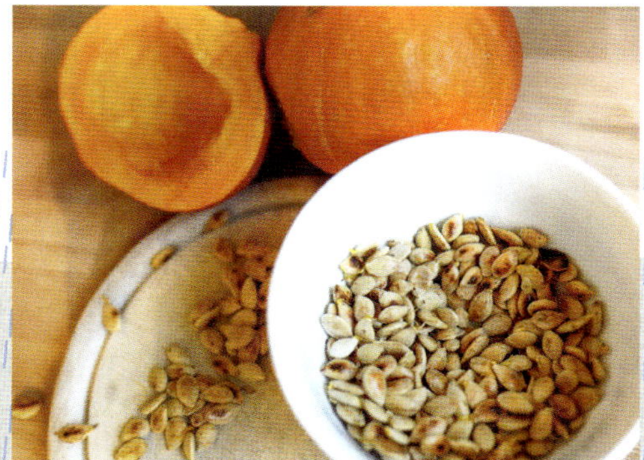

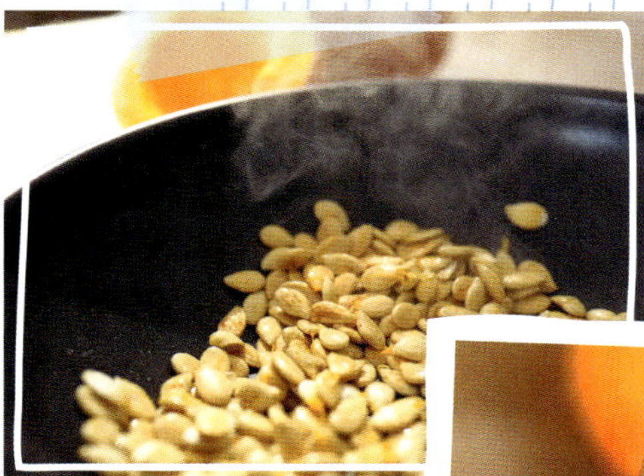

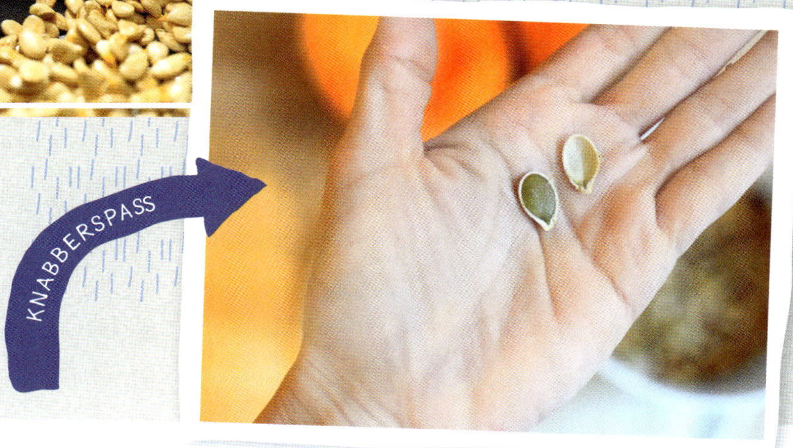

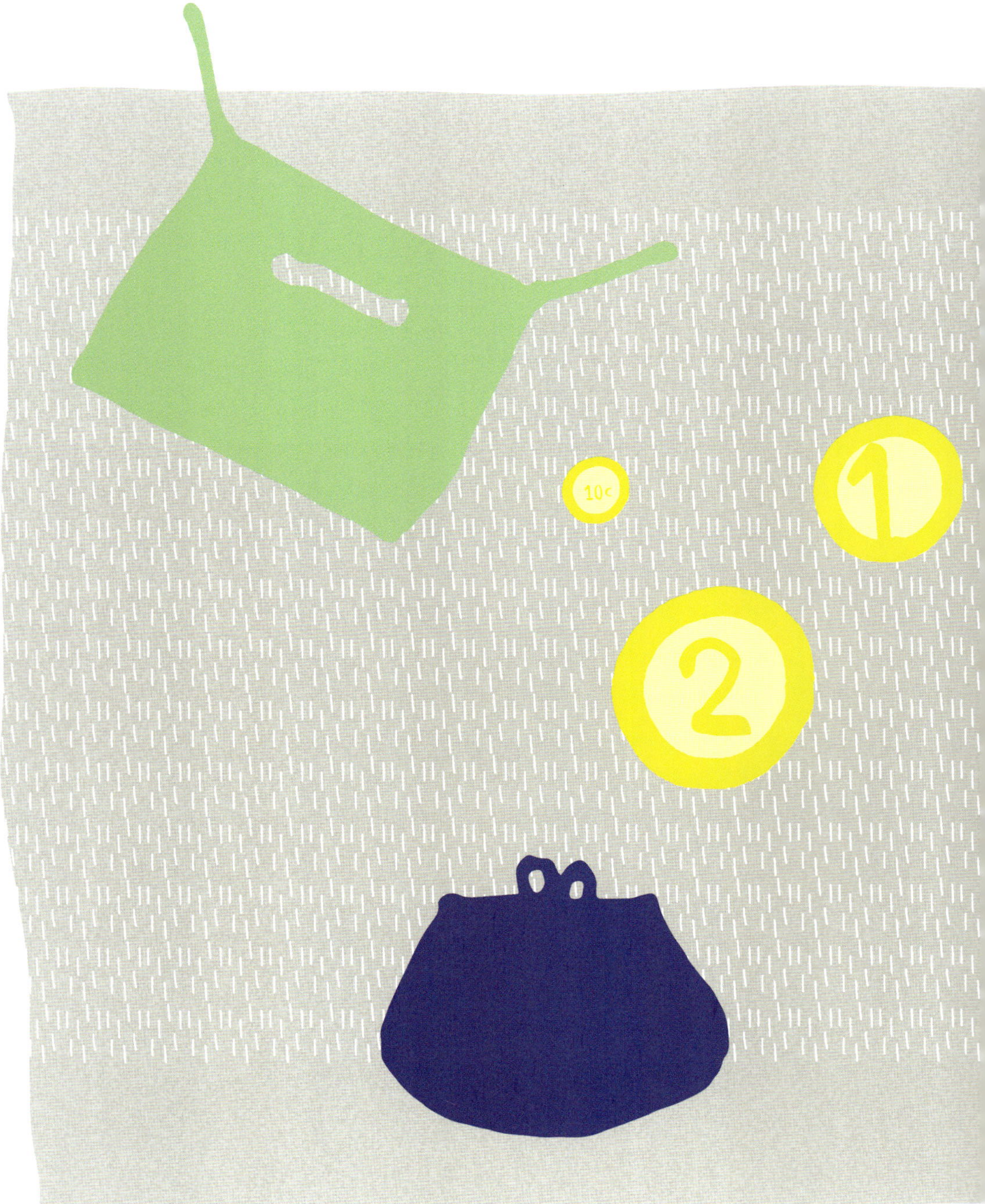
10c
1
2

AUSMISTEN UND ORDNUNG

Nachhaltig ausmisten ist der erste Schritt beim Organisieren. Eine sehr bekannte Methode ist die »KonMari-Methode«, nach der man nur das behält, was einen glücklich macht. Dabei wird jedes einzelne Teil kurz angeschaut und der erste Impuls entscheidet dann, ob man es behalten möchte. Die ausgemisteten Teile sollet ihr natürlich nicht wegwerfen, sondern an andere verkaufen, verschenken oder spenden. Das Ausmisten mit Kindern ist noch mal eine Herausforderung mehr, denn Kinderzimmer sind Mehrzweckräume. Sie werden zum Spielen, Tanzen, Toben, Schlafen, Entspannen, Arbeiten und Kreativsein genutzt. Kein Wunder, dass hier alles schnell im Chaos versinkt. Mit diesen Tipps solltet ihr es aber gemeinsam in den Griff bekommen.

#48

DIE UMZUGSKISTE

Das Ausmisten mit Kindern ist keine einfache Angelegenheit, denn ihr Herz hängt teilweise an Dingen, die für uns wertlos sind. Wenn wir ihnen regelmäßig ihre geliebten Dinge wegnehmen, fangen sie im schlimmsten Fall später an zu horten. Kaputtes, Unvollständiges und zu klein gewordene Kleidung sortiere ich ungefragt aus. Bei allem anderen besprechen wir, mit welchen Dingen nicht mehr so oft gespielt wird – und packen die dann in eine Kiste, die in den Keller »umzieht«. Wenn Jannik die nächsten zwei, drei Monate tatsächlich nichts mehr aus der Umzugskiste haben möchte, mache ich mich ans Entsorgen.

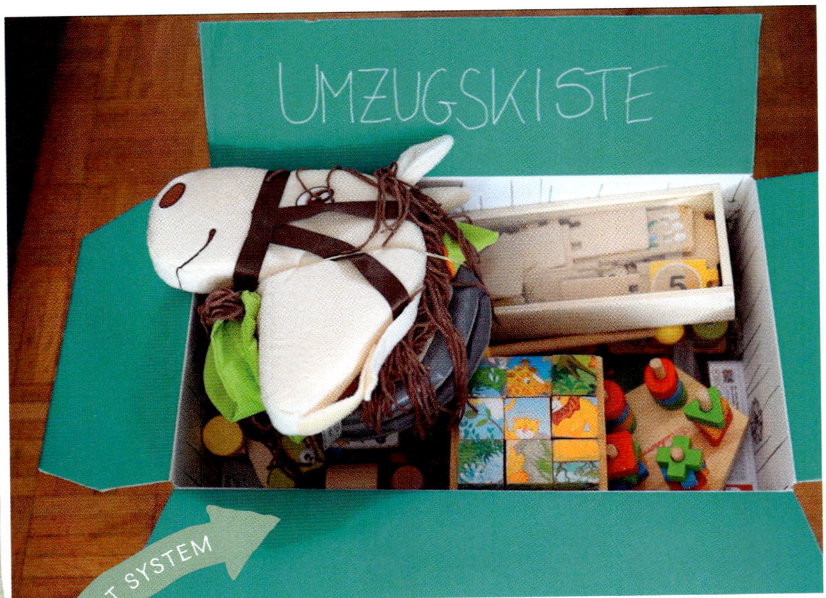

ORDNEN MIT SYSTEM

49

UMKEHREN

Kinder können sich oft nicht entscheiden, welche Dinge sie nicht mehr brauchen. Du kannst die Sache dann umdrehen: Frage nicht, welche Dinge es nicht mehr braucht, sondern sage, dass es alle Lieblingsdinge in die Kiste legen soll. Alles Übrige wandert dann in die Umzugskiste (siehe Seite 72). So bleiben nur die Favoriten im Kinderzimmer. Und die Dinge, die man liebt, hält man sehr gern ordentlich. Auch Kinder.

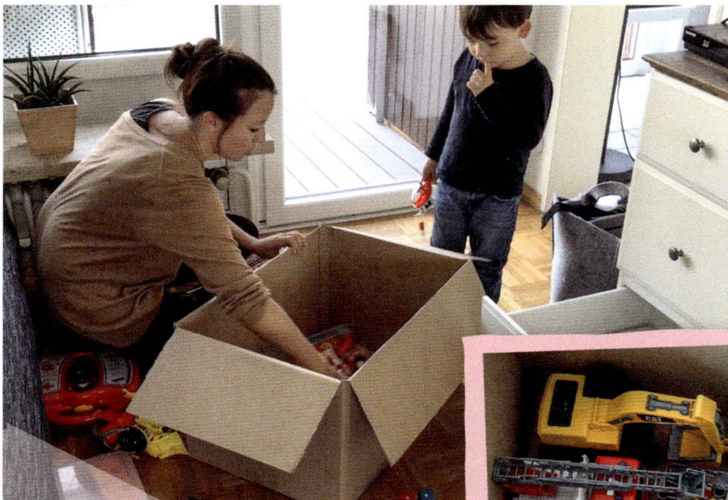

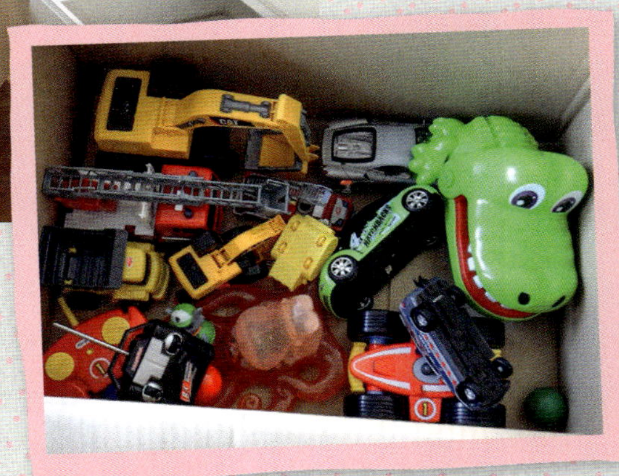

50

Gut Markiert

Kleidung und Spielzeug, bei denen ihr euch unsicher seid, könnt ihr mit einer kleinen Wäscheklammer oder einem Sticker markieren. Bei allem, das genutzt oder getragen wurde, wird die Markierung entfernt. Nach einer festgelegten Zeit kann alles mit Markierung weg. Der Bügeltrick funktioniert ähnlich: Die Kleidungsstücke werden alle falsch herum aufgehängt. Bei jedem Teil, das angezogen wurde, wird der Bügel richtig rum zurückgehängt. Nach Ablauf der Beobachtungszeit kannst du die Teile, die noch falsch herum hängen, getrost ausmisten.

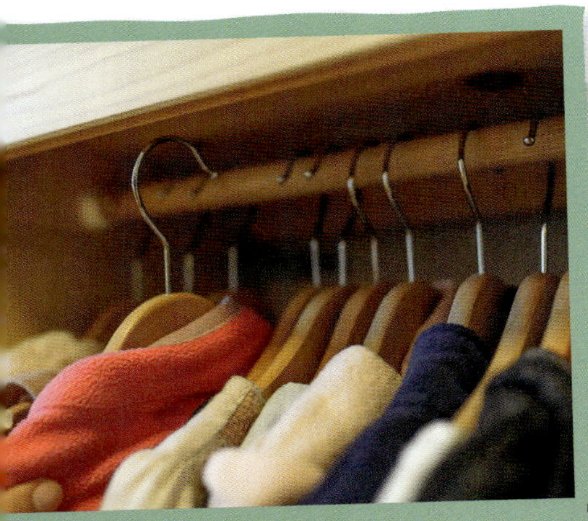

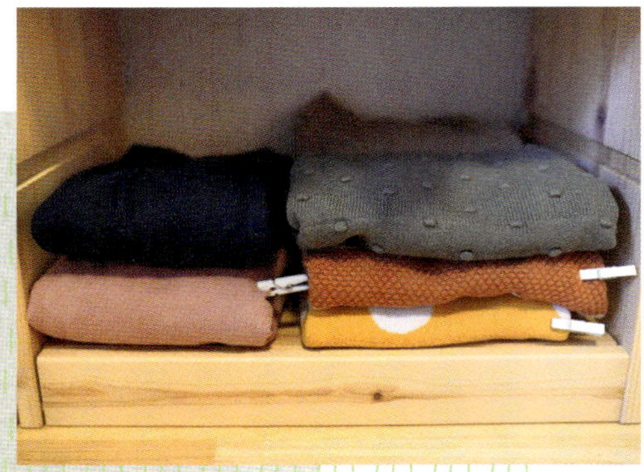

ALLES IM BLICK

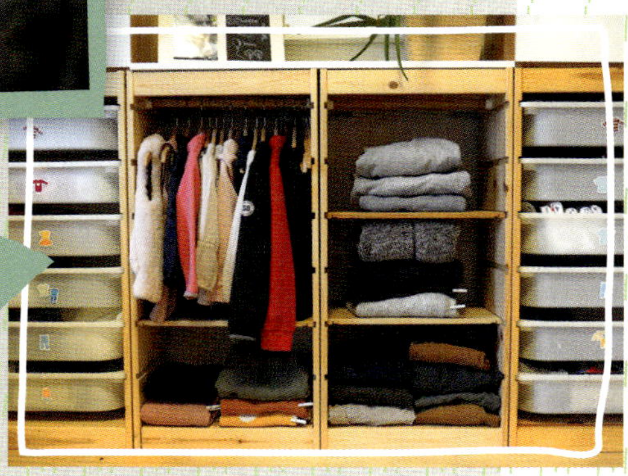

51

KINDERGESCHENKKISTE

Kinder haben viel Mitgefühl, wenn man ihnen erklärt, dass andere nicht so viel haben. Vielleicht entstehen so Kindergeschenkkisten, die ihr dann loswerden könnt. Wenn ihr im Internet per Kleinanzeigen Dinge verschenken möchtet, finde ich es sehr hilfreich, dazuzuschreiben: »Keine Reservierung bei zu verschenkenden Artikeln.« Bei Dingen, die ihr verkaufen möchtet, könnt ihr hinzufügen: »Reservierung nur nach Anzahlung.« Es werden weniger, dafür aber nur echte Anfragen kommen, und das spart Zeit und Ärger.

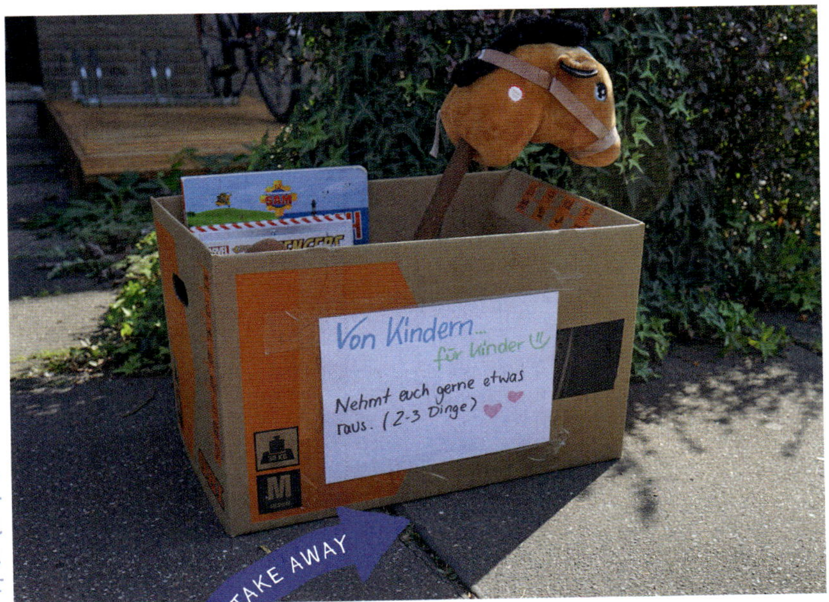

SPIELZEUG TAKE AWAY

#52

ERSTES GELD

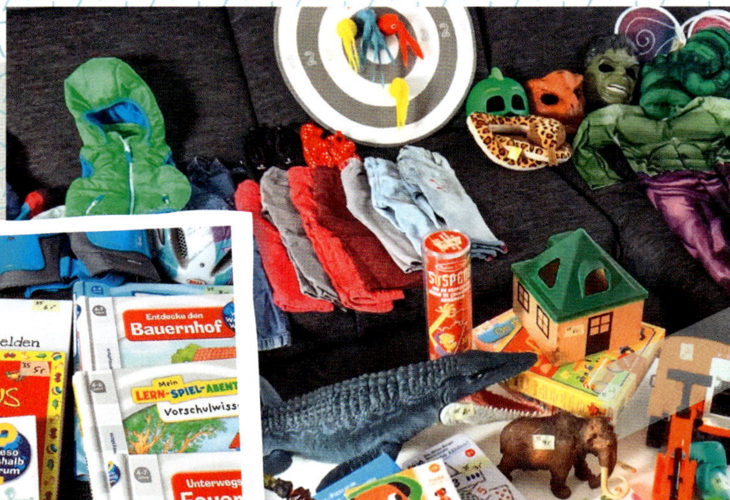

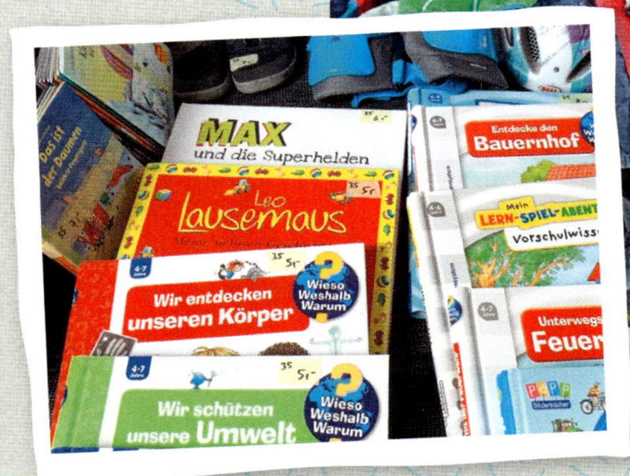

Flohmärkte oder Garagenverkäufe machen Kindern Spaß. Ihr könnt ein gemeinsames Familienevent daraus machen. Wenn sie möglichst alles allein machen dürfen, lernen sie sogar sehr viel dabei. Und was sie einnehmen, dürfen sie behalten und sich etwas Neues davon kaufen. Auf Plattformen wie www.marktcom.de oder www.meine-flohmarkt-termine.de kannst du mithilfe eurer Postleitzahl herausfinden, zu welchen Terminen in deiner Nähe welche Flohmärkte stattfinden. Alles, was übrig bleibt, könnt ihr später spenden und abholen lassen.

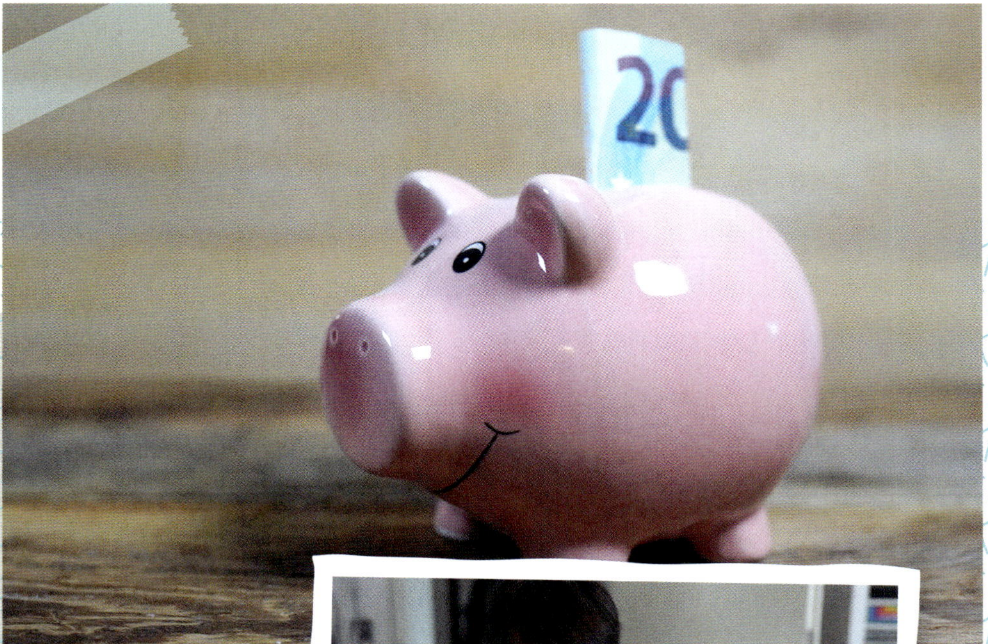

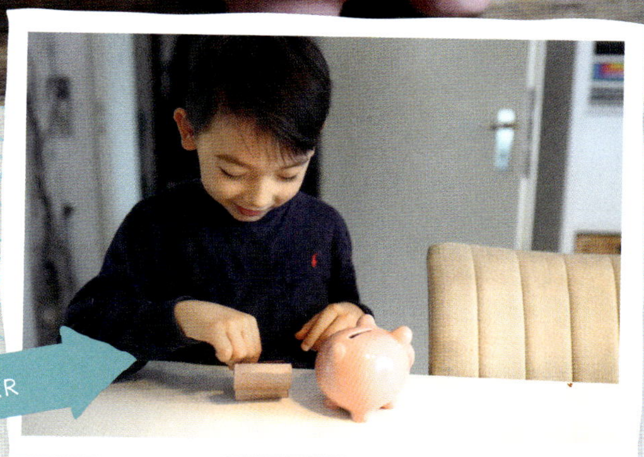

SPARMEISTER

53

KISTCHEN WECHSLE DICH

Zu viel Spielzeug überfordert und sorgt für unnötiges Chaos im Kinderzimmer. Eine tolle Lösung ist deshalb das Rotieren von Spielzeug, Büchern und/oder Hörbüchern: Nach dem Ausmisten bepackst du verschiedene Kisten. Jede Woche oder alle zwei Wochen bekommt dein Kind eine dieser Kisten und die anderen machen derweil eine Pause im Keller.

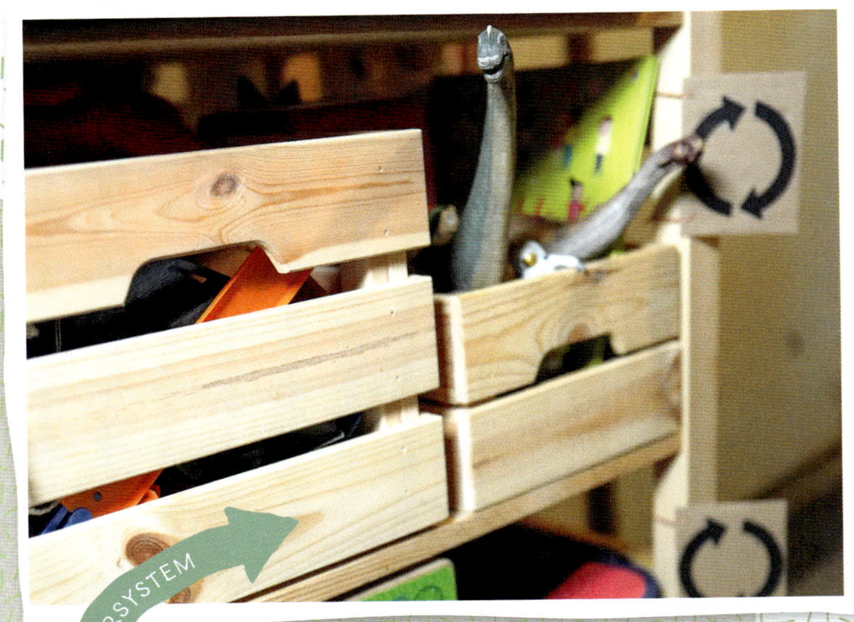

ROTIERSYSTEM

54

ORDNUNGSBOXEN

Ordnungsboxen sind eine super Möglichkeit, im Familienalltag schnell, aber sicher Ordnung zu schaffen. Tagsüber kann darin alles verschwinden, wenn sich jemand nach Ordnung sehnt. Selbst Kleinkinder können hier sehr gut mithelfen und alles vom Boden hineinwerfen, was sie aufheben können. In Verbindung mit Ordnungsboxen macht es Sinn, eure Abendroutine dahingehend zu erweitern, dass alle Dinge aus den Boxen zurück an ihren Platz gebracht werden.

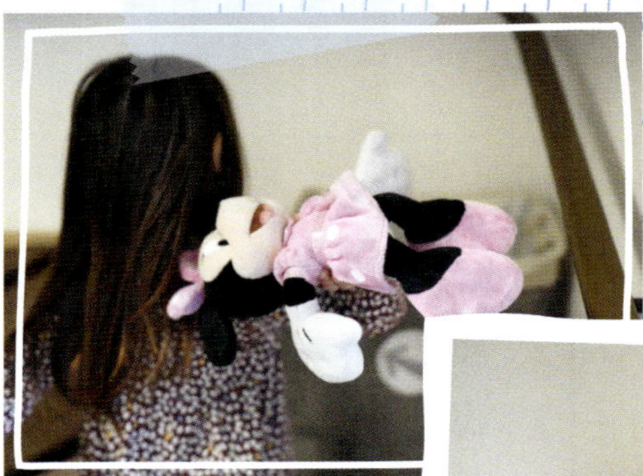

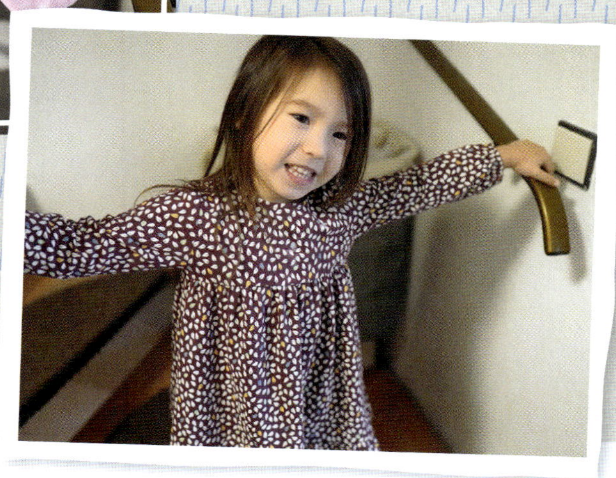

#55

NEUE ORDNUNG

Auch nach dem Entrümpeln fallen immer wieder Teile an, die neu ausgemistet werden können. Damit sie sich gar nicht erst in irgendwelchen Schubladen ansammeln, macht es Sinn, vier feste Kisten einzurichten: Verkaufen, Verschenken, Spenden und Gehört-mir-nicht. Im Kinderzimmer finde ich zudem eine Kiste für zu klein gewordene Kleidung sinnvoll. Das schafft Ordnung im Schrank – und später kann alles in einer Kleidergrößen-Sammelbox verstaut werden.

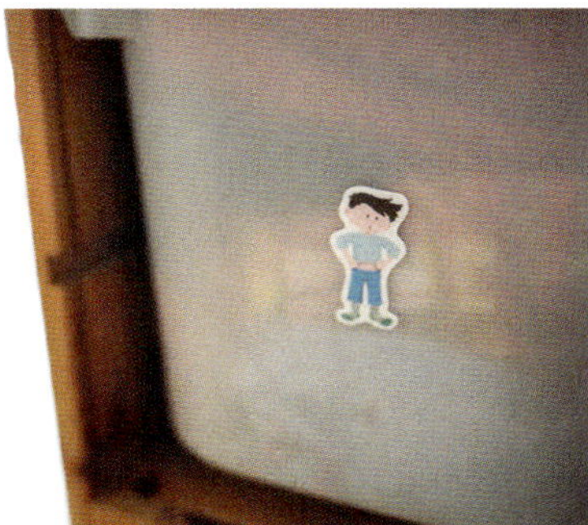

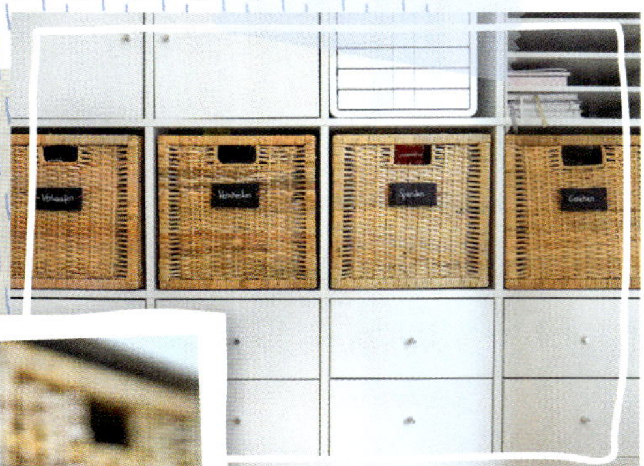

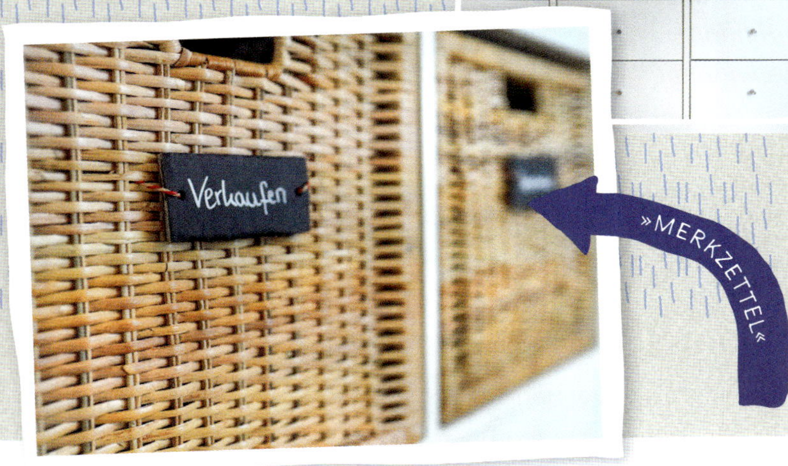

#56
ONE-IN-ONE-OUT

Superwichtig ist auch, das eigene Einkaufsverhalten zu ändern: Wenn ein neues Teil in den Haushalt einzieht, muss ein altes ausziehen. Das muss nicht unbedingt aus der gleichen Rubrik kommen, aber wenn du dich bei einer Neuanschaffung zuerst fragst, wo du es unterbringst, und danach, welcher Gegenstand dafür den Haushalt verlassen kann, wirst du dich viel organisierter fühlen. Damit sich die Regel etablieren kann, sollte sich jeder in der Familie daran halten. Du kannst sie an den Kühlschrank pinnen oder ihn ans Familienboard schreiben.

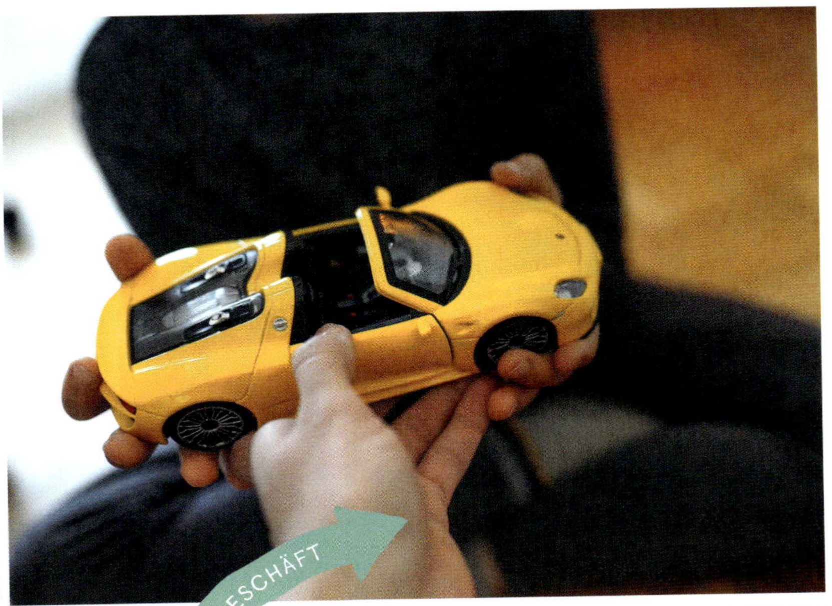

TAUSCHGESCHÄFT

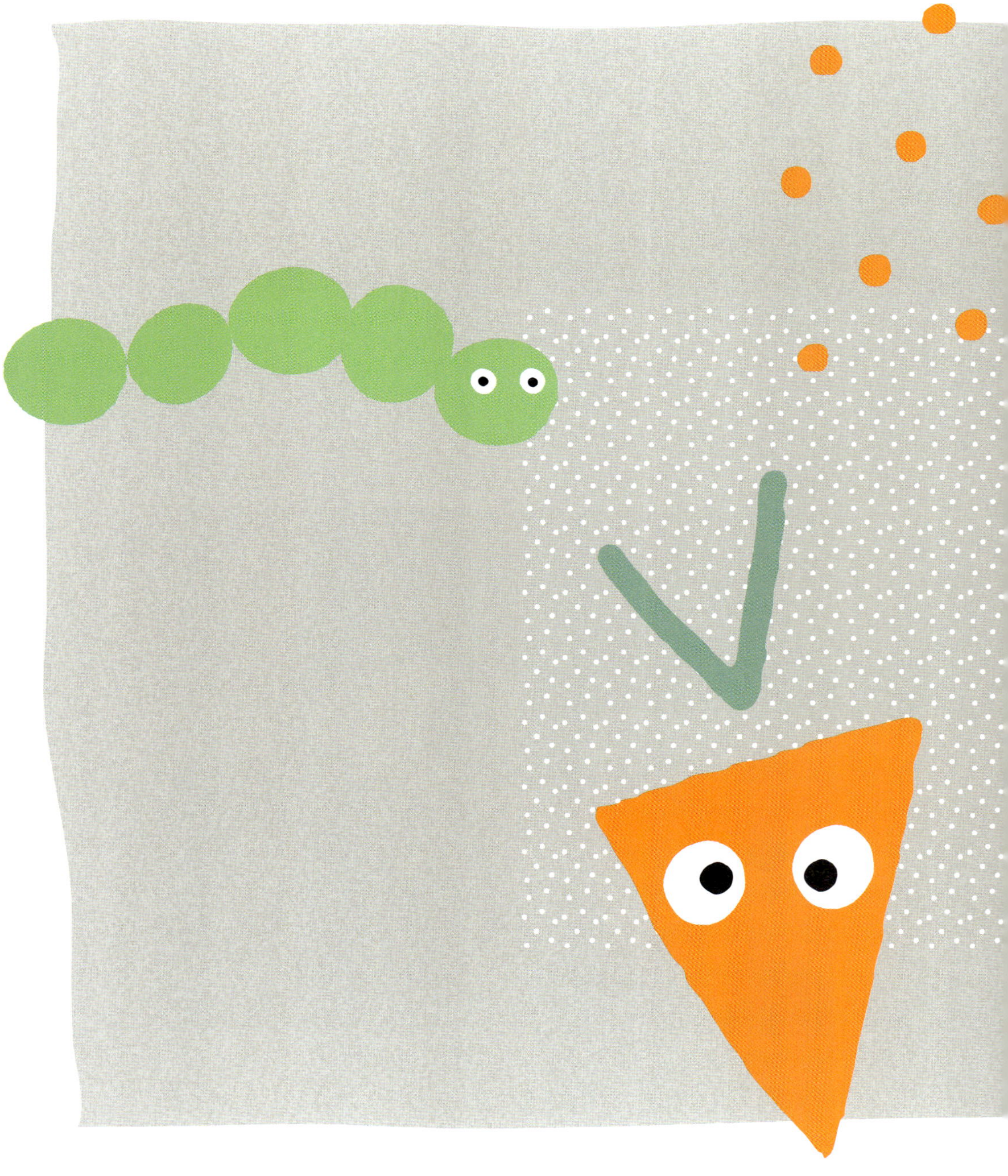

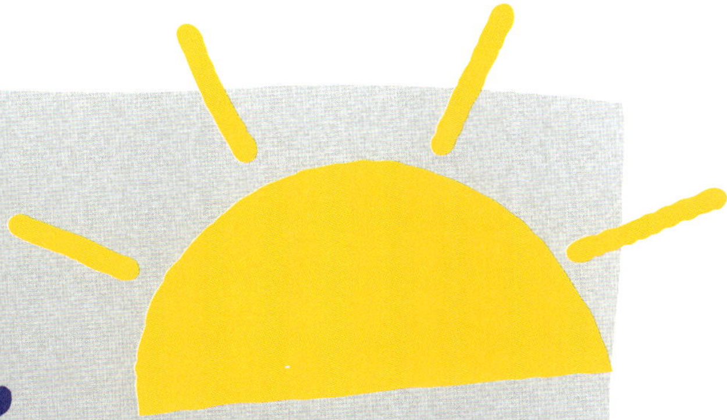

Selber anbauen

Oft wird man dazu angehalten, saisonales Obst und Gemüse im Supermarkt zu kaufen. Dabei geht es ja sogar noch eine Stufe nachhaltiger: Ob Kräuter, Obst oder Gemüse – all diese Dinge könnt ihr auch im eigenen Garten oder auf dem eigenen Balkon anbauen. Komplett klimaneutral. Plastikmüll wird vermieden, die CO_2 Belastung vermindert und gleichzeitig Geld gespart. Besonders zusammen mit Kindern kann so das Bewusstsein für Natur und Konsum gefördert und gestärkt werden. Und das Schöne dabei: Man weiß beim gemeinsamen Essen ganz genau, wo das Gemüse und das Obst herkommen.

57

Samen pflanzen

Selbst Gemüse anzubauen ist für Kinder eine tolle Sache. Natürlich könnt ihr dazu fertige Pflänzchen kaufen, aber am allerschönsten ist es, wenn ihr ganz von vorn anfangt. Dazu braucht ihr nur ein paar Samen, etwas Erde und Wasser. Als Töpfchen eignen sich Eierkarton, Eierschalen oder Zeitungspapier, das ihr um eine Flasche dreht und am Boden umfaltet. Alle diese Behältnisse könnt ihr später mit ins Beet pflanzen, weil das Material verrottet. Nur Eierschalen klopft ihr vorher ein wenig an, damit die feinen Babywurzeln es leichter haben, sie zu durchstoßen. Die »Töpfchen« auf die sonnige Fensterbank stellen, regelmäßig mit Wasser besprühen und den Pflänzchen beim Wachsen zusehen. Beschriftete Eisstiele zeigen, was wo wächst.

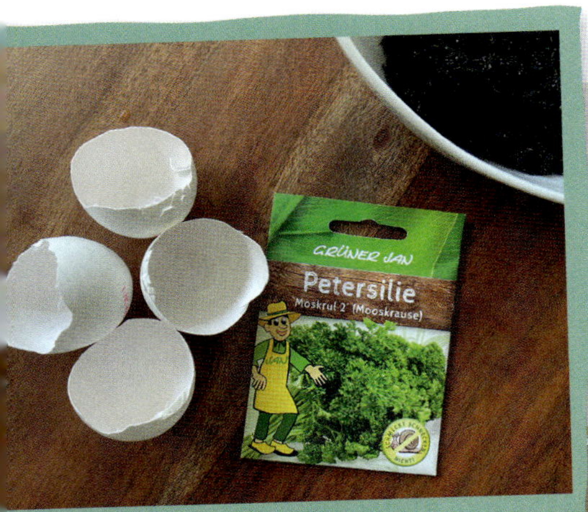

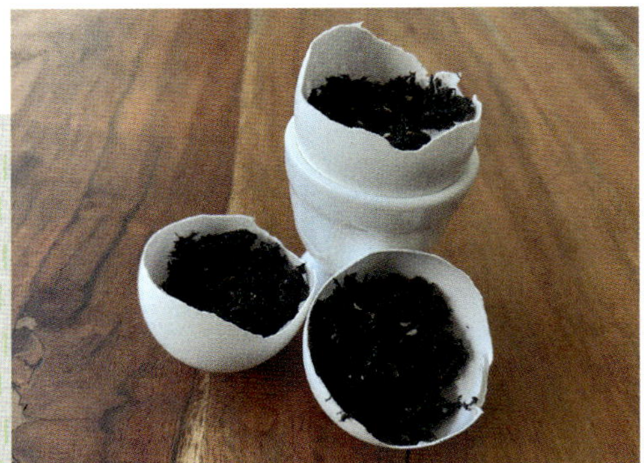

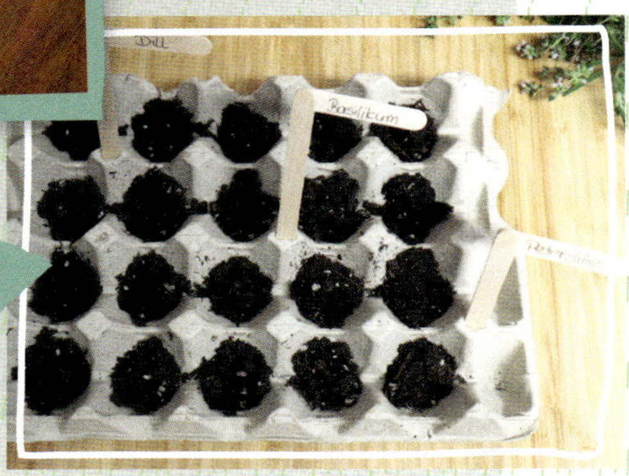

SAMEN-KITA

58

SAATBÄNDER

Saatbänder sind eine praktische Sache, weil damit die Pflänzchen schön ordentlich im richtigen Abstand wachsen. Reiße dafür einen Streifen Toilettenpapier ab und befeuchte ihn mit einer Sprühflasche. Jetzt legst du mittig die Samen im auf der Packung angegeben Abstand darauf, faltest beide Längsseiten darüber und besprühst das Ganze noch einmal. Ab damit in die Erde!

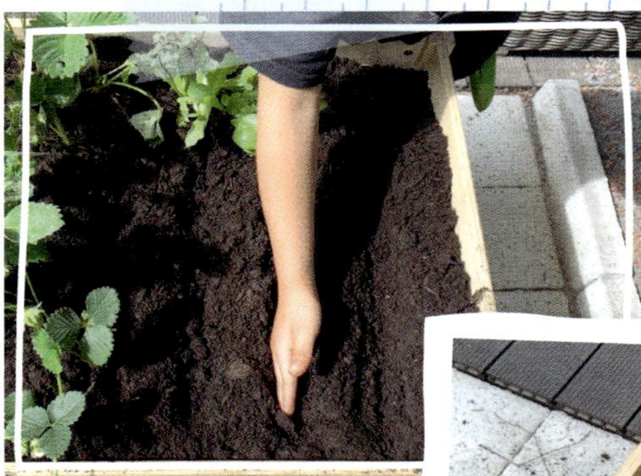

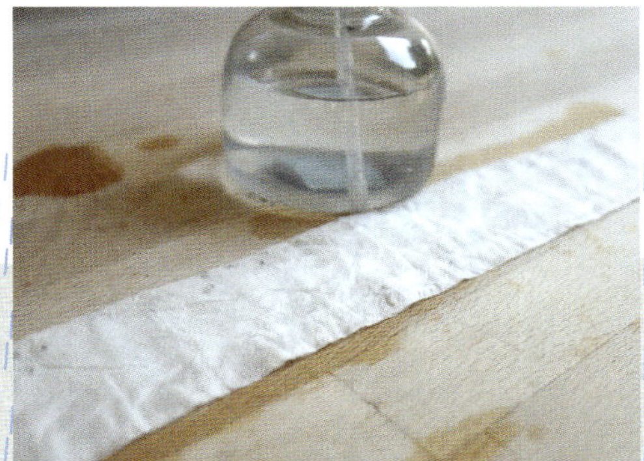

SAEN WIE EIN PROFI

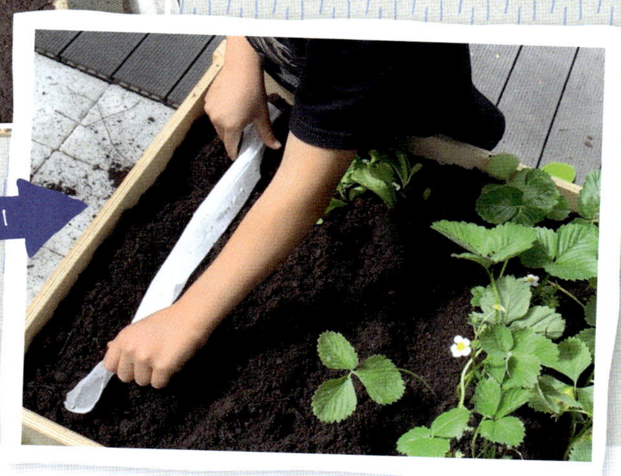

59

Schnellkeimer

Je kleiner dein Kind ist, desto schneller sollten die Pflanzen wachsen. Kresse ist daher ideal, um erste Erfahrungen zu sammeln. Aber auch Feuerbohnen und Erbsen wachsen superschnell, ihr könnt ihnen regelrecht dabei zusehen. Dafür befeuchtet ihr ein Küchenpapier, steckt es in ein leeres Schraubglas und platziert dann zwischen der Glaswand und dem feuchten Küchenpapier ein, zwei Bohnenkerne oder Erbsen. Von nun an muss das Papier stetig feucht gehalten werden. Achtung: Es darf nicht komplett nass sein, sonst fault der Keimling. Nach wenigen Tagen beginnen die Samen zu keimen – und ihr könnt sie durch die Glaswand dabei beobachten.

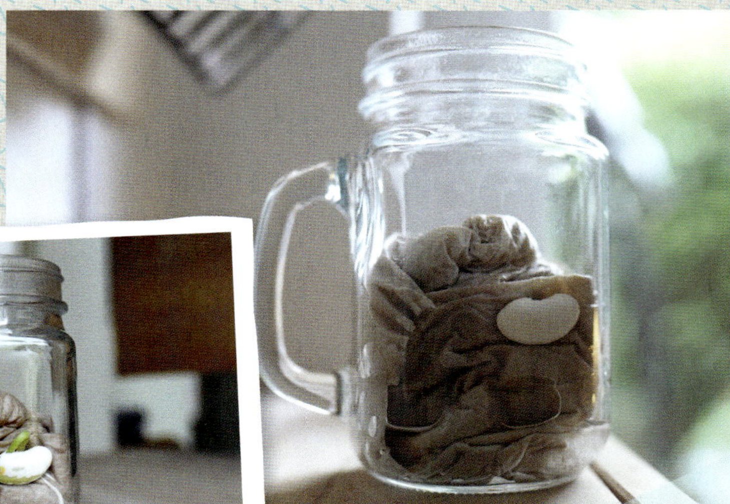

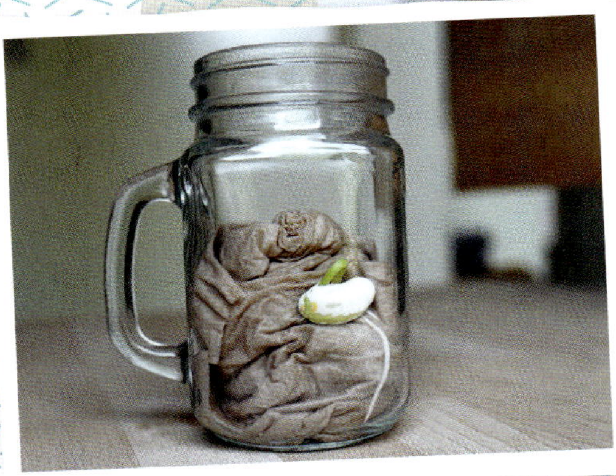

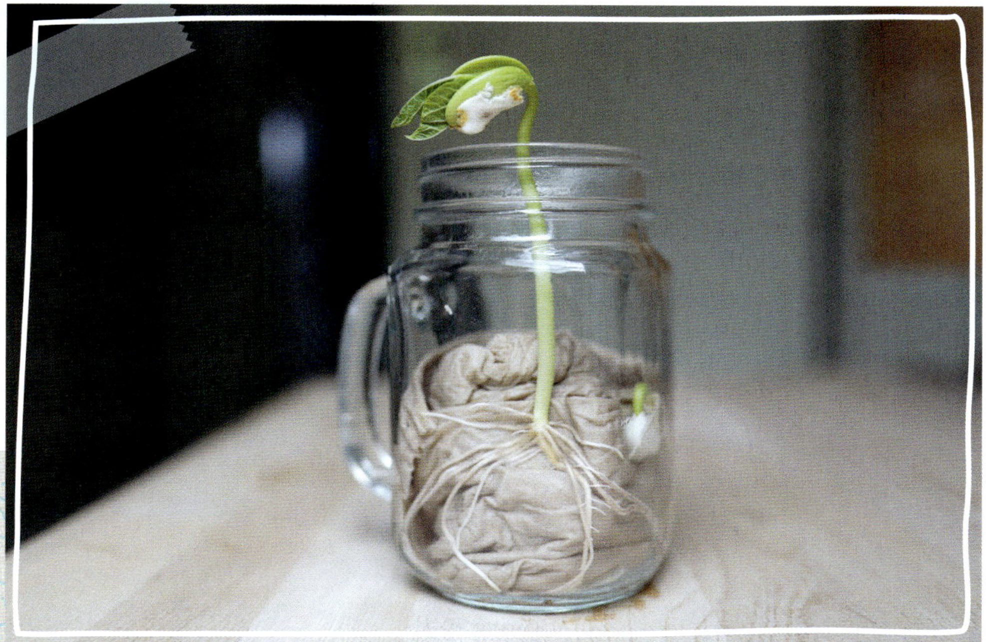

WUNDERBOHNE

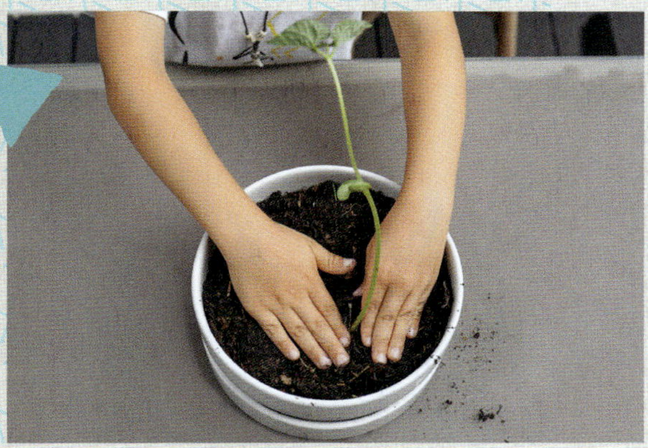

\# 60

GEMÜSERESTE »ANBAUEN«

Für Kinder ist es total spannend, wie aus einem Samen eine Pflanze wächst. Noch faszinierender ist, wenn aus Gemüseresten wieder neues Gemüse wird. Wir haben es mit Salat, Möhren und Sellerie probiert. Schneidet ca. 3–4 Zentimeter vom Strunk ab und legt das Stück in Wasser, das ihr alle paar Tage erneuert. Frühlingszwiebeln mit Wurzelende könnt ihr auch direkt einpflanzen.

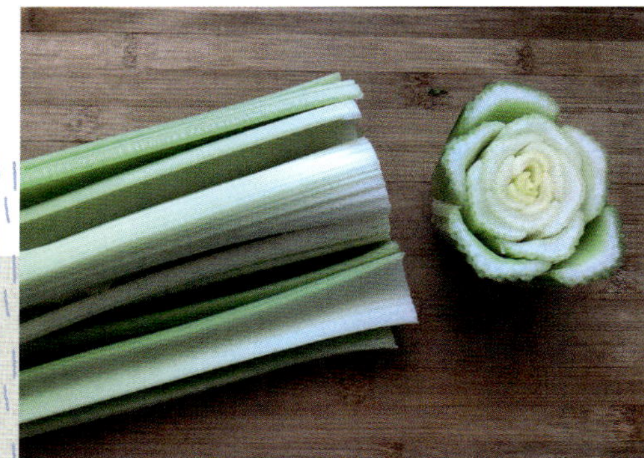

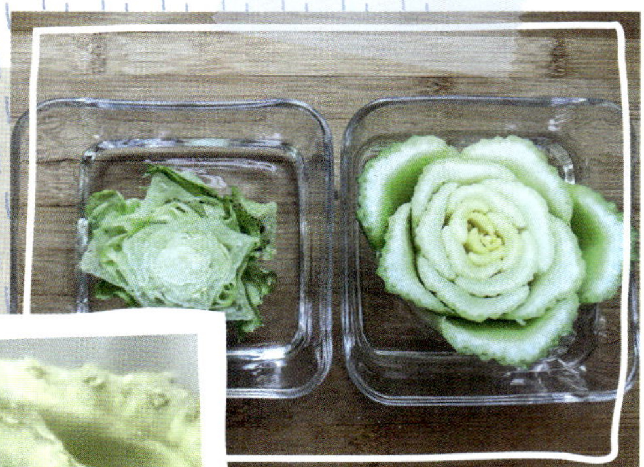

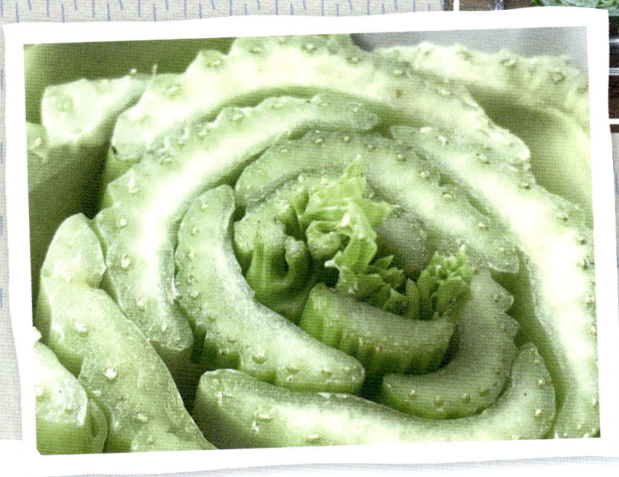

61

Neu bewurzelt

Kräuterreste könnt ihr auch neu wurzeln lassen – besonders gut gelingt das mit Basilikum, Zitronenmelisse und Pfefferminze. Stellt einfach ein ausreichend großes Stück aus einem Kräuterbund in ein Wasserglas ans Fenster. Bald seht ihr die Wurzeln wachsen. Wenn sie 1 bis 2 Zentimeter lang sind, könt ihr die Pflänzchen zusammen in einen Topf mit Erde setzen.

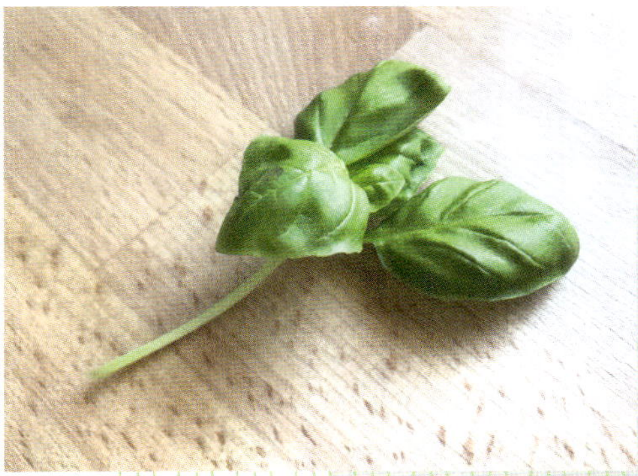

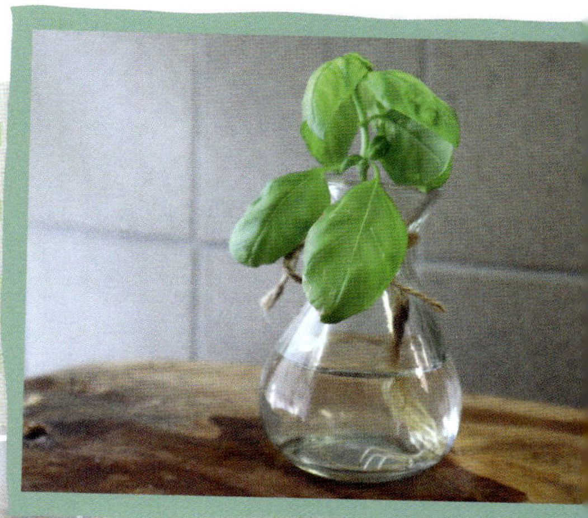

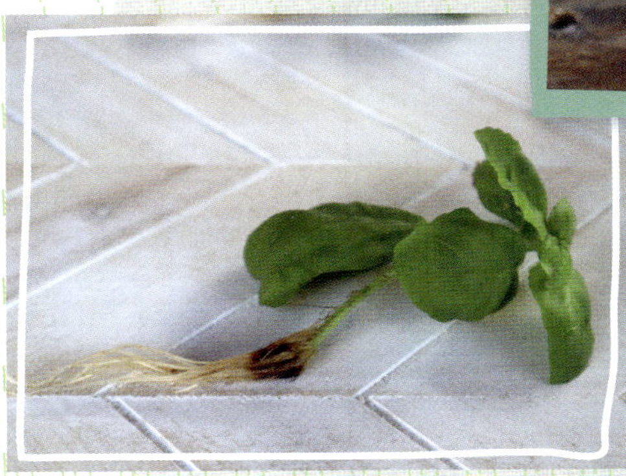

62

BASILIKUM-MYSTERIUM

Das Problem kennst du vermutlich: Das Basilikum, das im Supermarkt noch so prächtig aussah, macht auf der Fensterbank innerhalb weniger Tage schlapp. Der Grund: Es hat einfach zu wenig Platz. Um dem entgegenzuwirken, nimmst du das Basilikum einfach aus dem Topf, teilst es vorsichtig in drei Teile und pflanzt diese einzen wieder ein. Die Pflänzchen gedeihen prächtig!

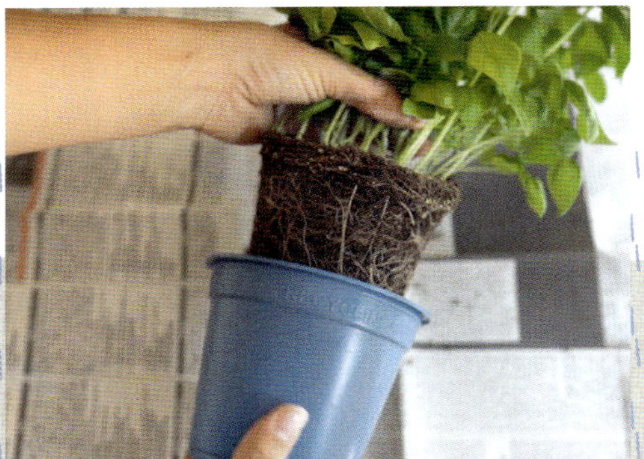

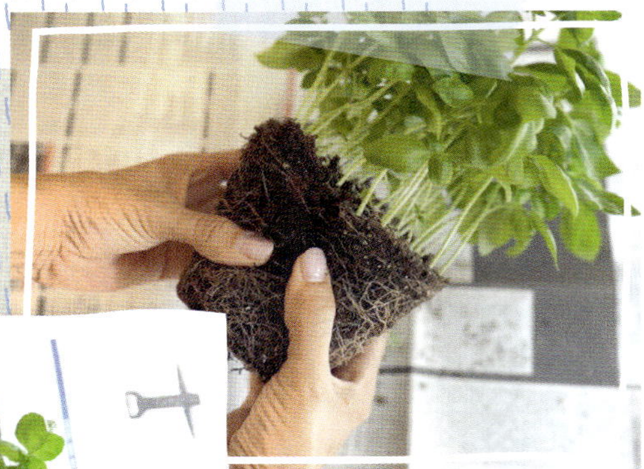

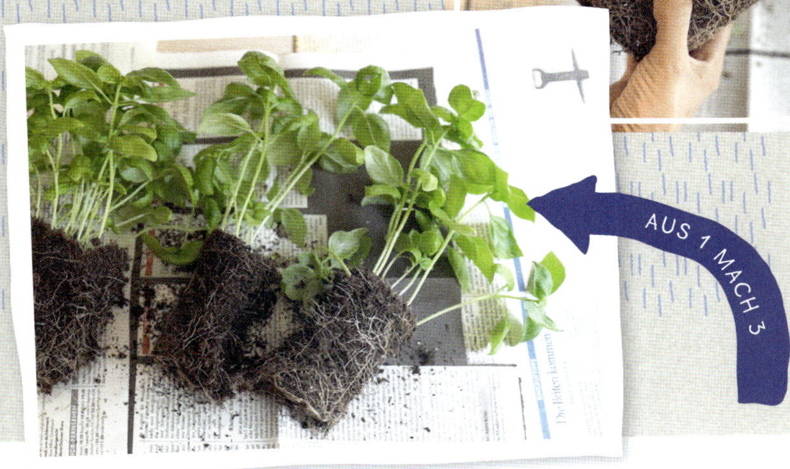

63

Kinder-Hochbeet

Als Jannik ein Hochbeet wollte, habe ich einfach zwei Holzkisten übereinander geschraubt: die untere nutzt er als Aufbewahrung und die obere haben wir mit Pflanzenvlies ausgekleidet – Folie geht auch, dann musst du aber noch ein paar Ablauflöcher reinstechen – und mit Erde befüllt. Auch eine sehr schöne Idee: den ausgedienten Sandkasten als Beet zweckentfremden.

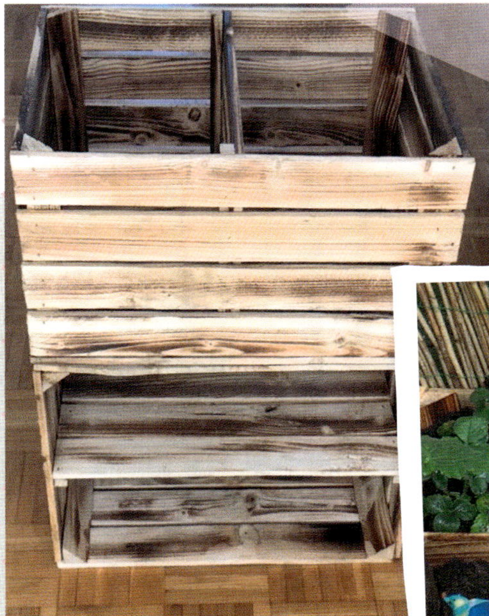

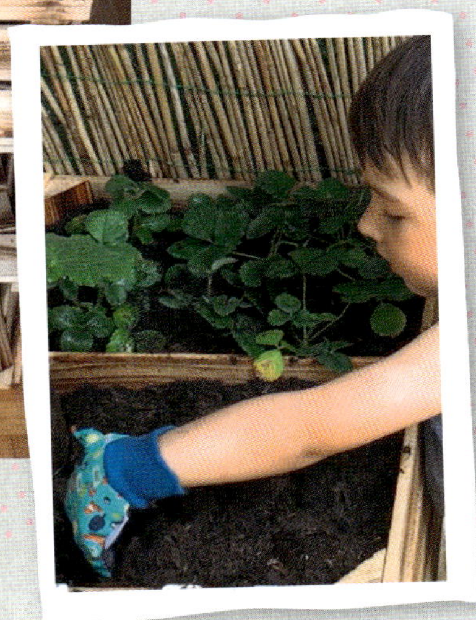

64

DIY-SAMENBOMBEN

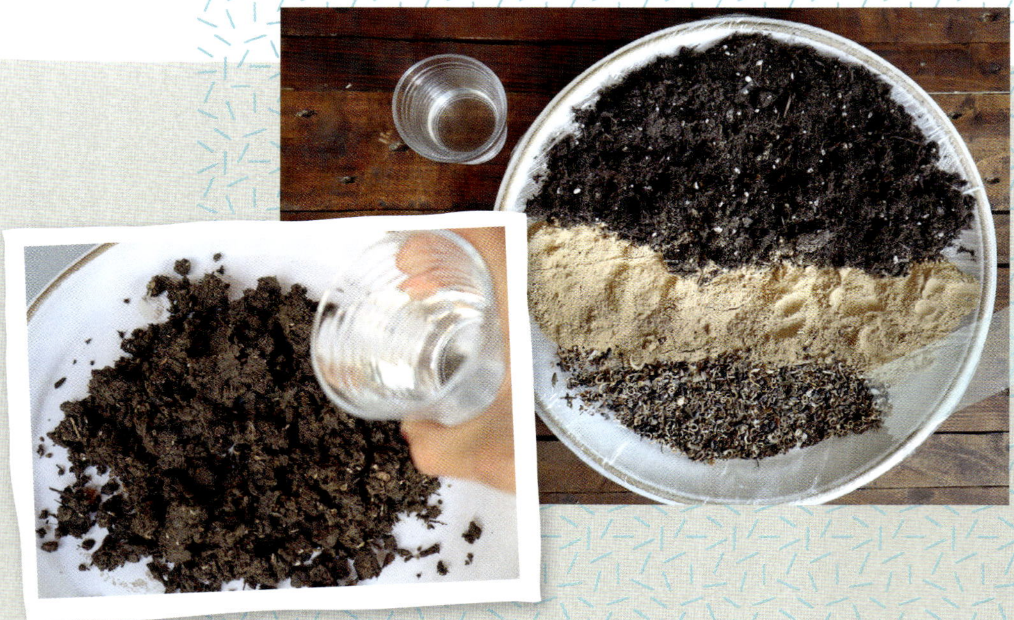

Samenbomben verwandeln triste Flächen ganz schnell in kunterbunte Biotope. Du machst sie am besten zusammen mit deinem Kind und danach verschönert ihr gemeinsam eure Straße. Und so geht's: In eine große Schüssel ▶ 5 Teile Erde, ▶ 5 Teile Tonpulver und ▶ 1 Teil Samen heimischer Pflanzenarten geben. Tröpfchenweise ▶ Wasser zufügen, bis sich die Masse schön kneten lässt und ihr Kugeln daraus formen könnt. Beim Spazierengehen werft ihr die Samenbomben dann in die Grünstreifen – am besten im Frühjahr und kurz bevor es zu regnen beginnt. Jedesmal, wenn ihr an der Stelle vorbeikommt, könnt ihr schauen, wie eure Pflanzen wachsen.

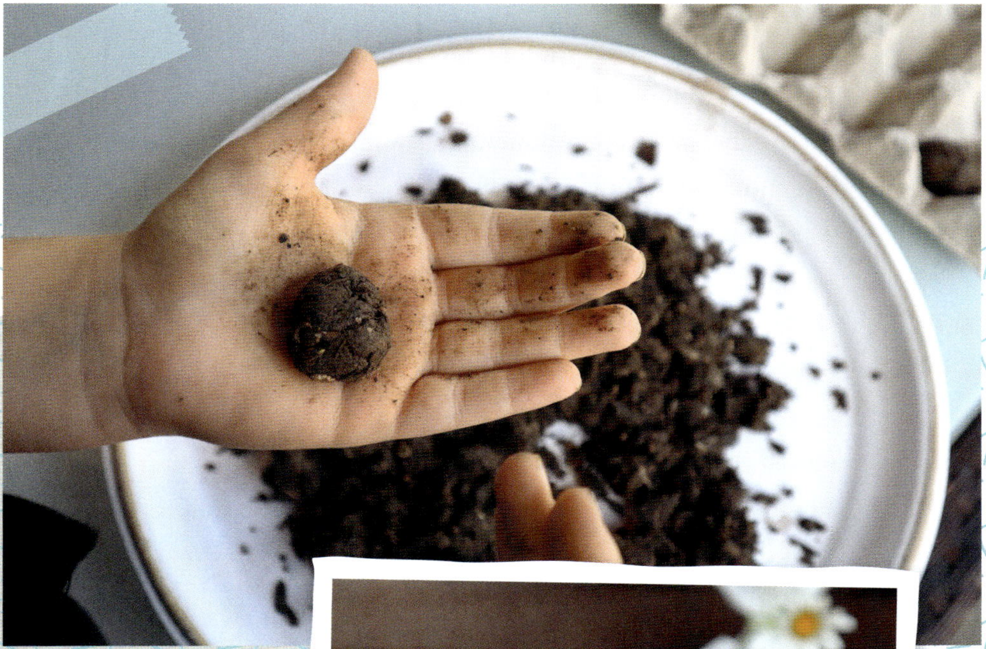

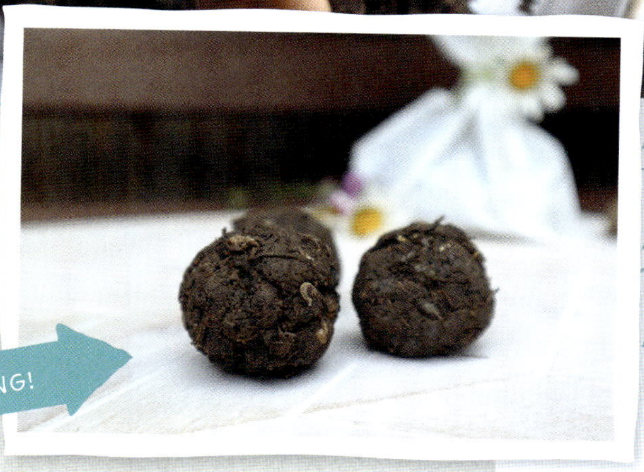

ÜBERRASCHUNG!

65

KOMPOSTIEREN

Wer einen Garten hat, kann mit einem Komposthaufen seinen Biomüll selbst entsorgen und gleichzeitig entsteht sehr guten Humus zum Düngen und Gärtnern. Meine Eltern haben für ihre Komposthaufen nur dicke Holzbalken aufeinandergelegt. Das hält ohne Bohren und Schrauben, und wenn ein Haufen voll ist, können sie ihn einfach umzusetzen. Wichtig: Auf den Kompost dürfen nur Dinge, die verrotten, wie Gemüse- und Eierschalen, Kaffeereste, Teebeutel und natürlich Grünschnitt. Gekochte Lebensmittelreste locken Ratten und Füchse an.

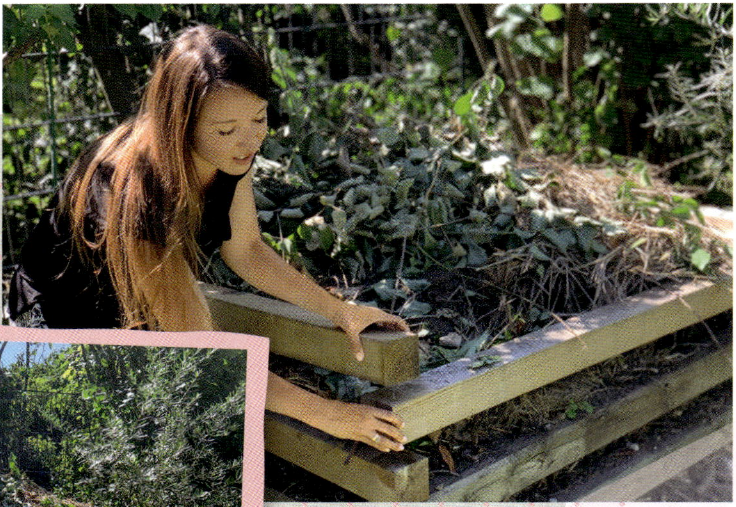

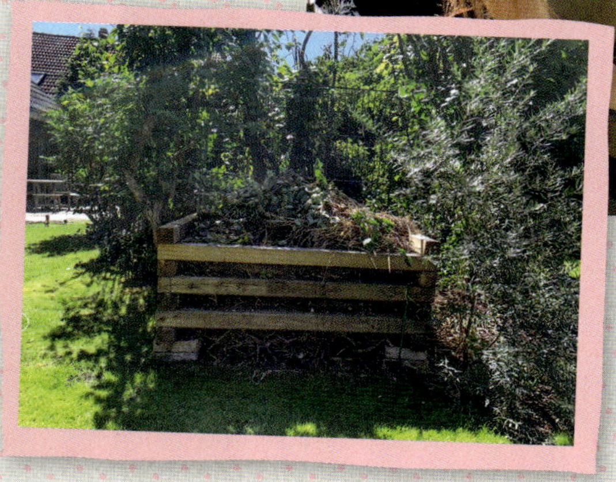

66

Schnellkompostiermittel

Ein klassischer Kompostiervorgang dauert sehr lang. Wenn du den Kompostvorgang »anheizen« möchtest, kannst du einen Kompostbeschleuniger selbst machen: Löse dafür ▶ 1 Würfel Hefe und ▶ 800 Gramm Zucker in ▶ 10 Liter handwarmem Wasser auf. Lass die Mischung eine Stunde stehen und gieße sie dann gleichmäßig über deinen Kompost. Das Hefewasser ist Superfood für die Mikroorganismen.

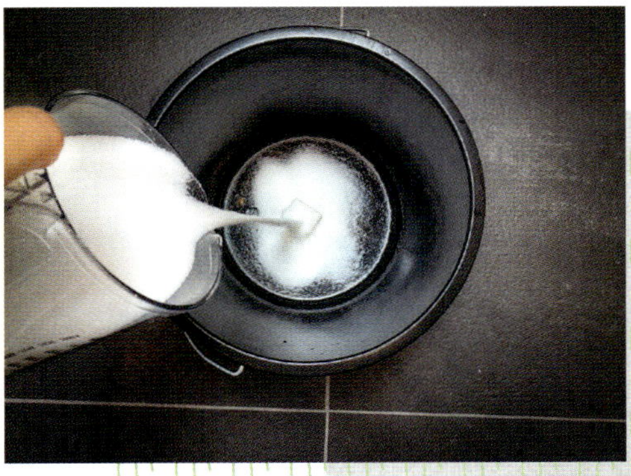

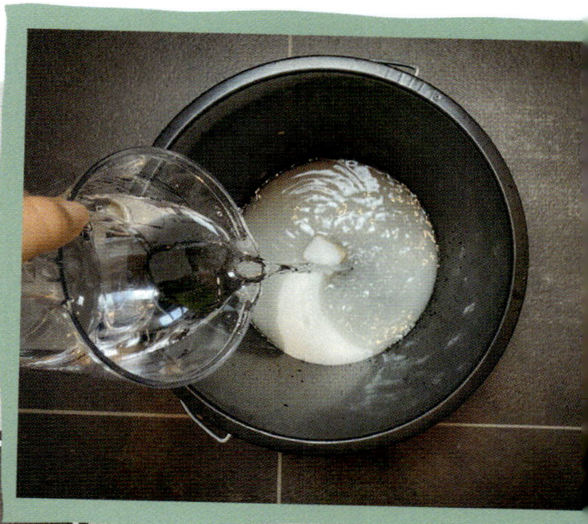

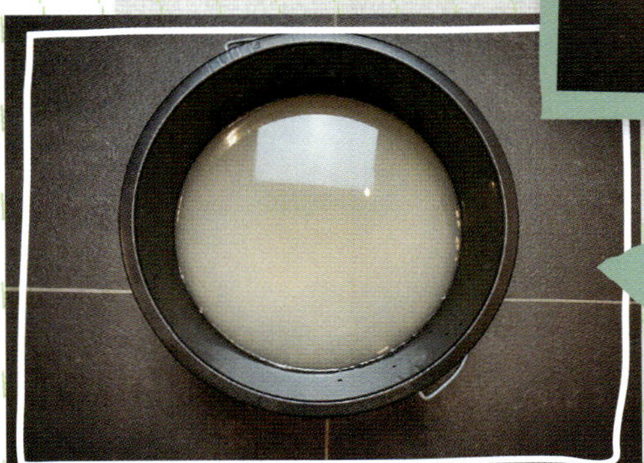

POWEREXTRAKT

67
VERTICAL GARDENING

Platz zum Gärtnern ist auf dem kleinsten Balkon: Eine Palette ist superschmal und bietet gleichzeitig drei »Etagen«. Es gibt mittlerweile sogar Extra-Pflanztöpfe, die du nur noch einzuhängen brauchst. Achte aber darauf, dass die besonders sonnenhungrigen Pflänzchen oben hängen.

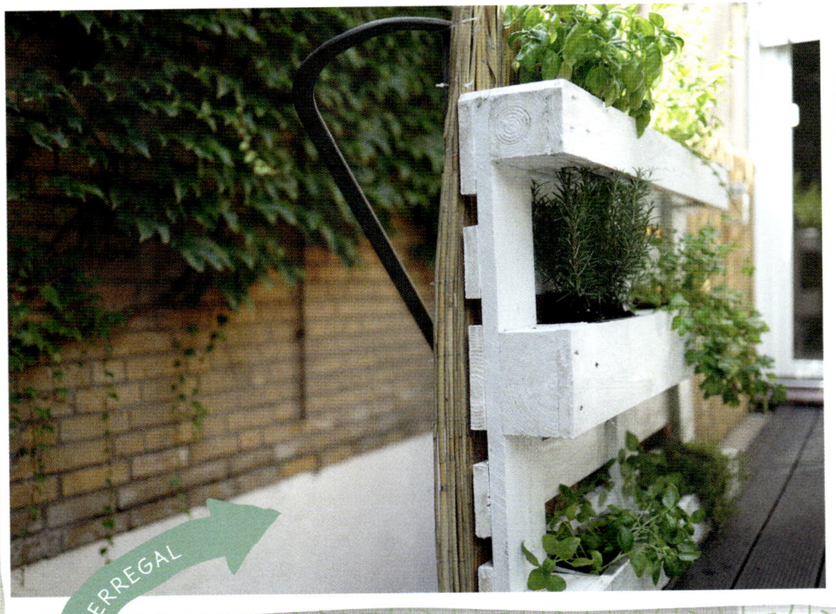

KRÄUTERREGAL

68

Schneckenschreck

Schnecken mögen keinen Kaffee, streue also einfach Kaffeesatz um deine Pflanzen. Der düngt gleichzeitig den Boden. Du kannst auch Holzspäne rund um die Pflänzchen ausbringen, denn um über die trockenen Späne zu gelangen, müssen Schnecken sehr viel Schleim produzieren. Was außerdem super hilft: Nicht abends, sondern morgens gießen.

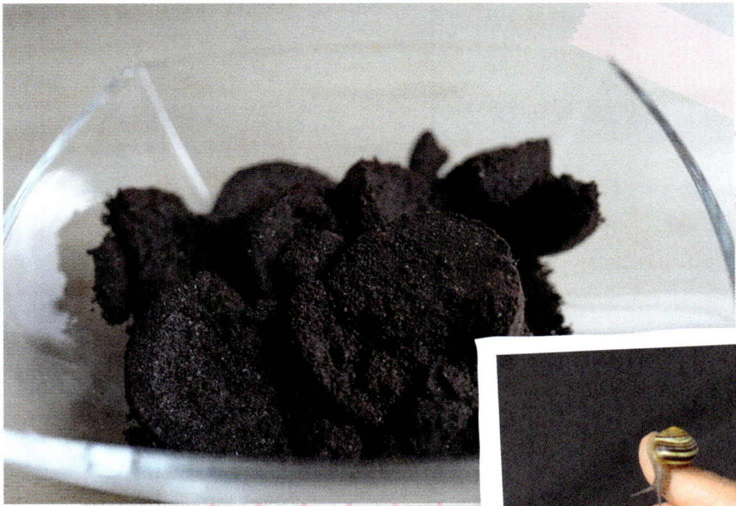

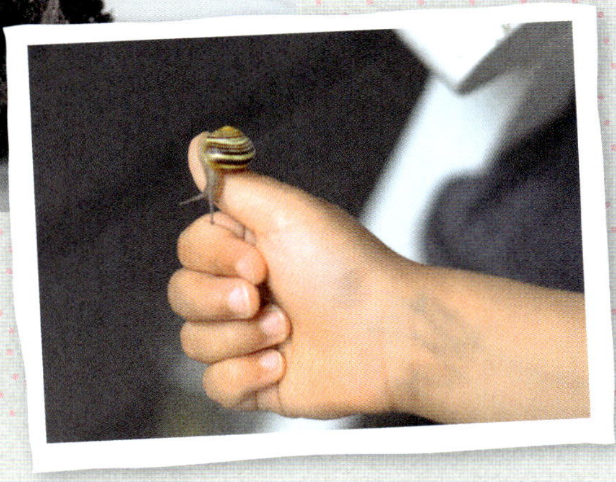

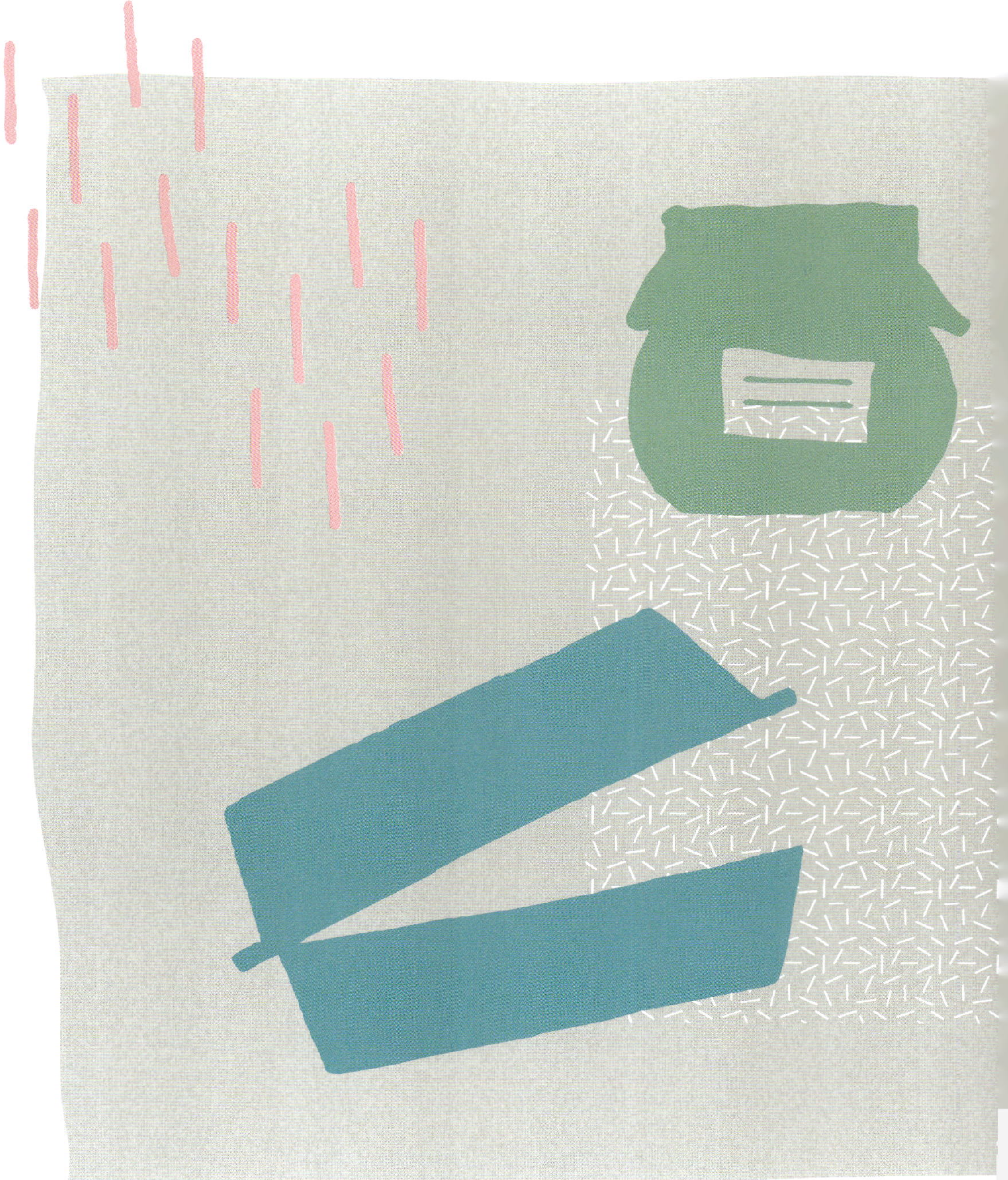

LAGERN UND AUFBEWAHREN

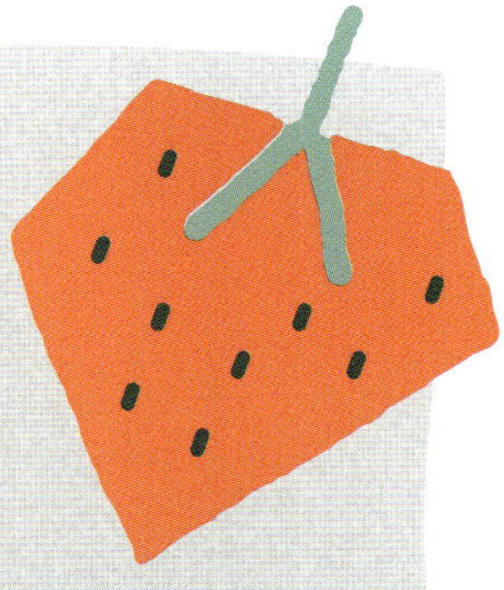

Wie wir Lebensmittel lagern und aufbewahren, bestimmt ihre Haltbarkeit, ihren Geschmack und auch ihren Vitalstoffgehalt. Im Kühlschrank ist die richtige Etage entscheidend, denn es gibt unterschiedliche Kühlzonen. Richtiges Einordnen spart Energie und es wird weniger schlecht. Damit zuerst gegessen wird, was weg muss, sollte Älteres regelmäßig nach vorn geholt beziehungsweise der neue Einkauf nach hinten geräumt werden. Auch eine »Iss-mich-zuerst-Box« ist eine schöne kleine Denkstütze. Durch Konservieren kannst du Lebensmittel außerdem selbst haltbar machen. Einige grundlegende Tipps findest du hier.

69

VERPACKUNGEN ENTFERNEN

Wenn du verpacktes Gemüse einkaufst, entferne zu Hause immer direkt die Folie. Unter Plastik bildet sich durch Temperaturschwankungen nämlich schnell Kondenswasser – und das beschleunigt den Verderb beziehungsweise bietet Schimmel beste Voraussetzungen.

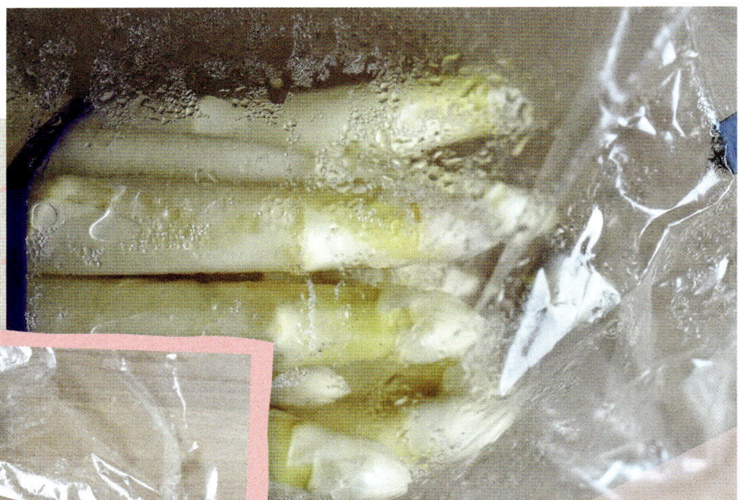

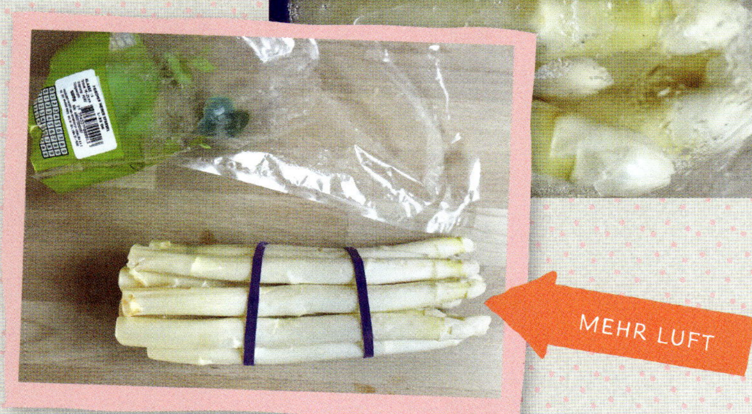

70

WEG MIT DEN BLÄTTERN

Bei Wurzelgemüse wie Radieschen, Möhren und Kohlrabi entfernst du nach dem Kauf am besten die Blätter. Sie entziehen dem Gemüse Feuchtigkeit und Nährstoffe und lassen es schneller schrumpeln. Wegwerfen musst du das Blattgrün aber nicht. Du kannst es zu Suppe, Salat, Smoothie oder Pesto verarbeiten oder an ein Meerschweinchen oder Kaninchen verfüttern.

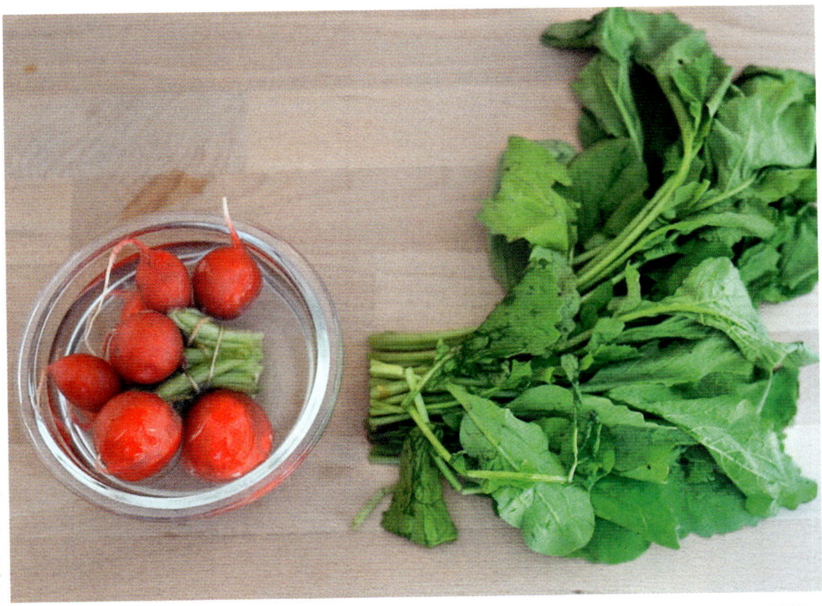

71

ESSIGWASSER

Wenn du Kräuter, Gemüse, Zitronen und Beeren in Essigwasser wäschst und danach sorgfältig abtrocknest, halten sie länger. Denn Essig wirkt desinfizierend und schützt vor Fäulnis und Schimmel. Zudem entfernt er einen großen Teil der Pestizide. Keine Sorge: Die Lebensmittel nehmen nur dann einen Essiggeschmack an, wenn sie sehr lange darin liegen.

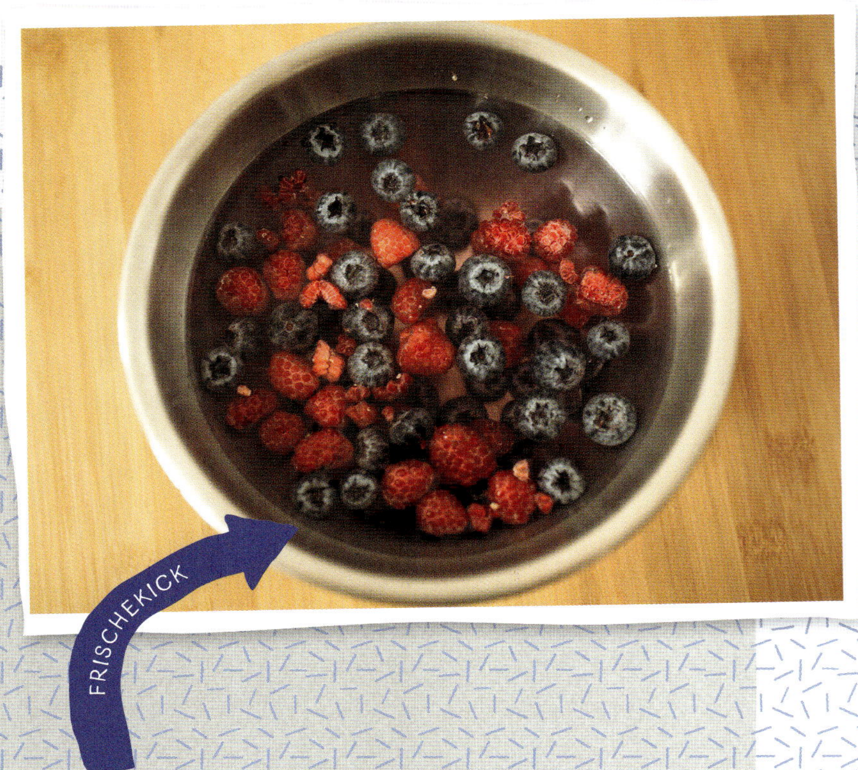

72
Brot lagern

Frisches Brot lagerst du am besten in einem Brotkasten aus Holz oder Ton. Beide Materialien regulieren auf natürliche Weise die Luftfeuchtigkeit und sorgen so dafür, dass das Brot weder trocken noch pappig wird. Damit sich kein Schimmel bildet, solltest du den Brotkasten einmal in der Woche von Krümeln befreien und mit Essigwasser auswischen. Brot lässt sich außerdem super einfrieren – am besten vorgeschnitten und möglichst luftdicht verpackt, zum Beispiel in Wachstüchern (siehe Seite 48) oder passenden Deckeldosen. Aufgetaut wird es bei Zimmertemperatur oder, wenn es schnell gehen muss, scheibenweise im Toaster.

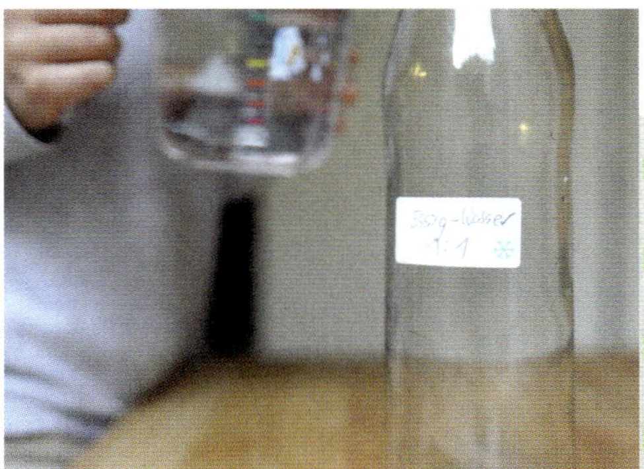

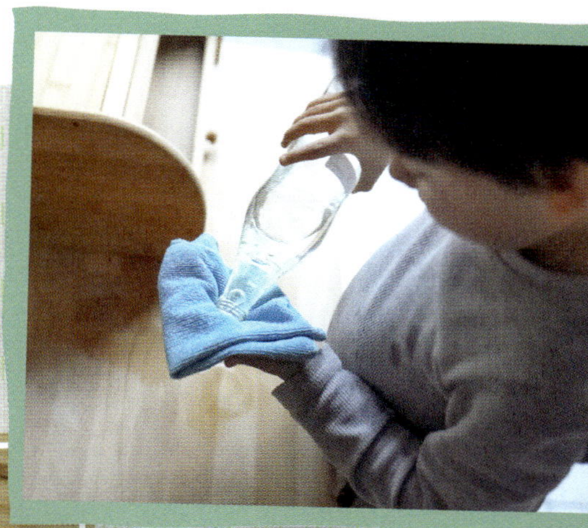

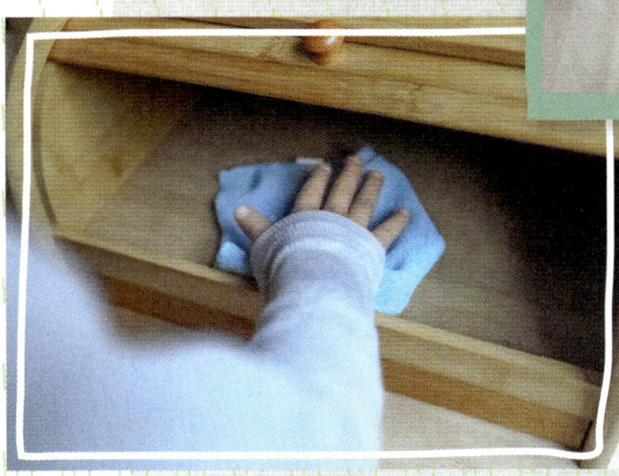

73

Feucht halten

Schnittkräuter, Kohl, Salat, Spargel, Radieschen und Möhren oder anderes Wurzelgemüse bleiben im Kühlschrank länger frisch, wenn du sie in ein feuchtes Küchentuch einschlägst. Möhren und Radieschen kannst du auch in einer mit Wasser gefüllten Deckeldose im Kühlschrank aufbewahren. So bleiben sie richtig lang schön knackig.

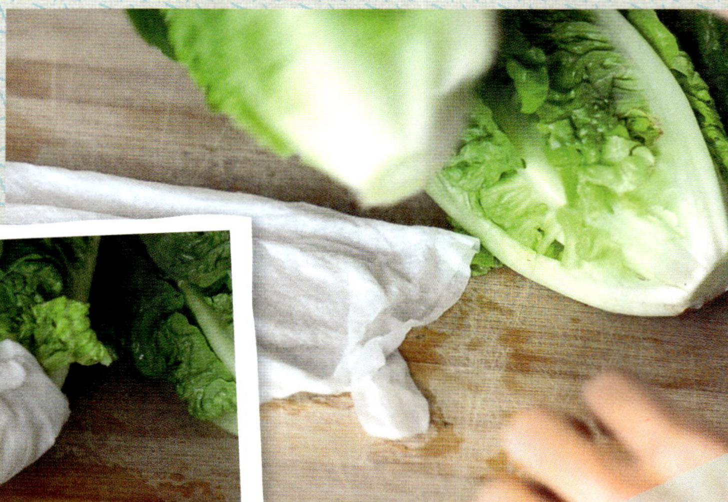

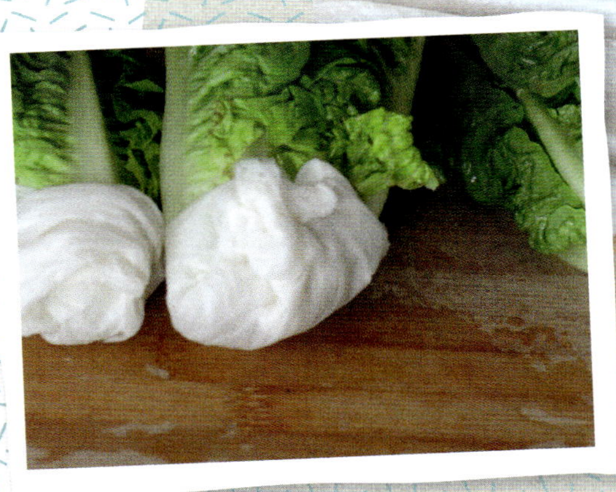

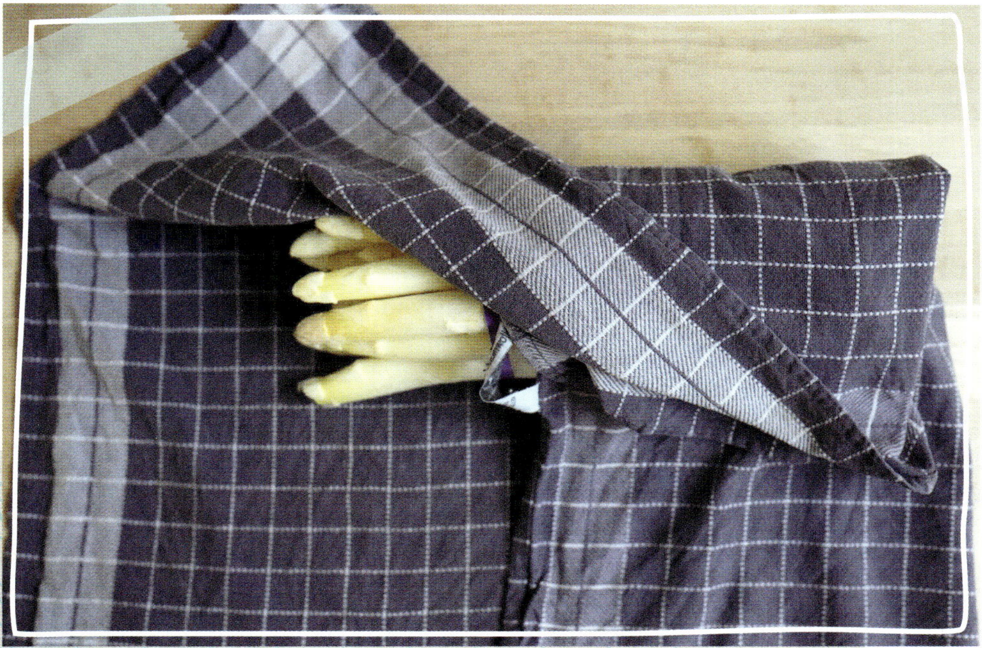

AUF DAUER KNACKIG

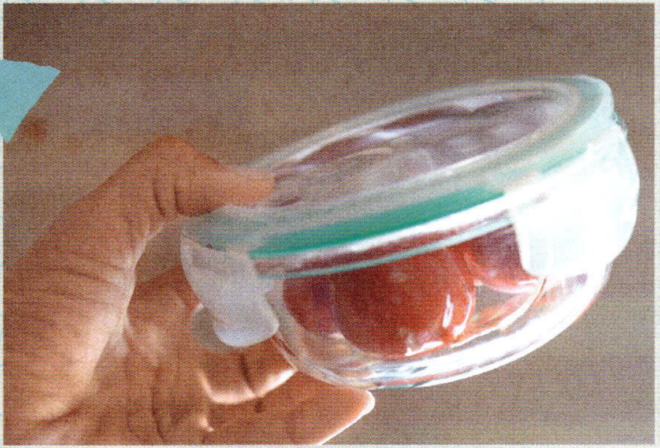

74

KRÄUTERSALZ

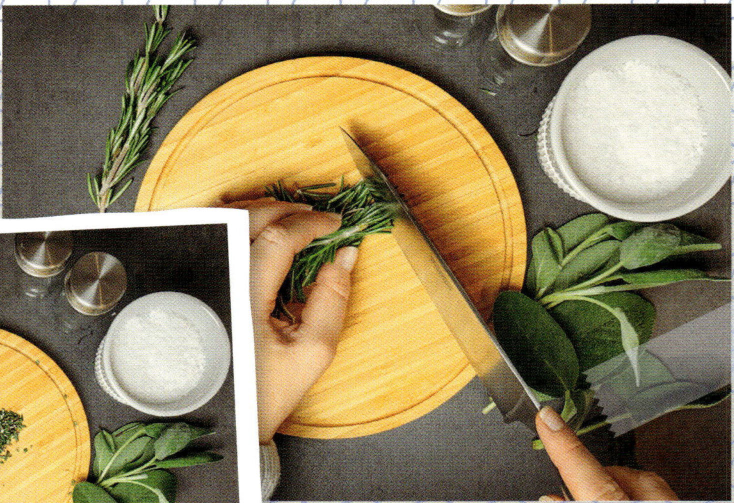

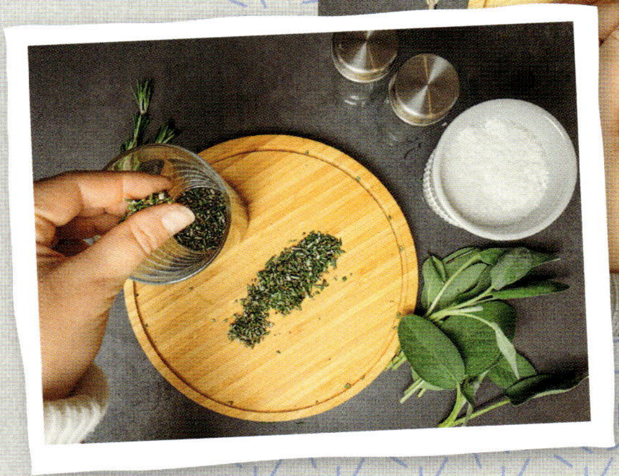

Ich liebe selbst gemachtes Kräutersalz! Am besten eignen sich dazu dickblättrige Kräuter wie Rosmarin, Salbei oder Oregano, es funktioniert aber auch mit anderen Arten. Und die beste Salzmischung besteht aus grobem und feinem Meer- oder Steinsalz im Verhältnis 1:1. Und so geht's: Du zupfst die Blättchen von den Kräutern, hackst sie möglichst fein und vermischst sie dann im Verhältnis 4:1 mit der Salzmischung (4 Teile Kräuter auf 1 Teil Salz). Wenn du lieber ganze Blätter konservieren willst, schichtest du sie abwechselnd mit der Salzmischung in ein Schraubglas – die oberste Lage ist Salz. Im Kühlschrank hält sich das Kräutersalz etwa ein Jahr.

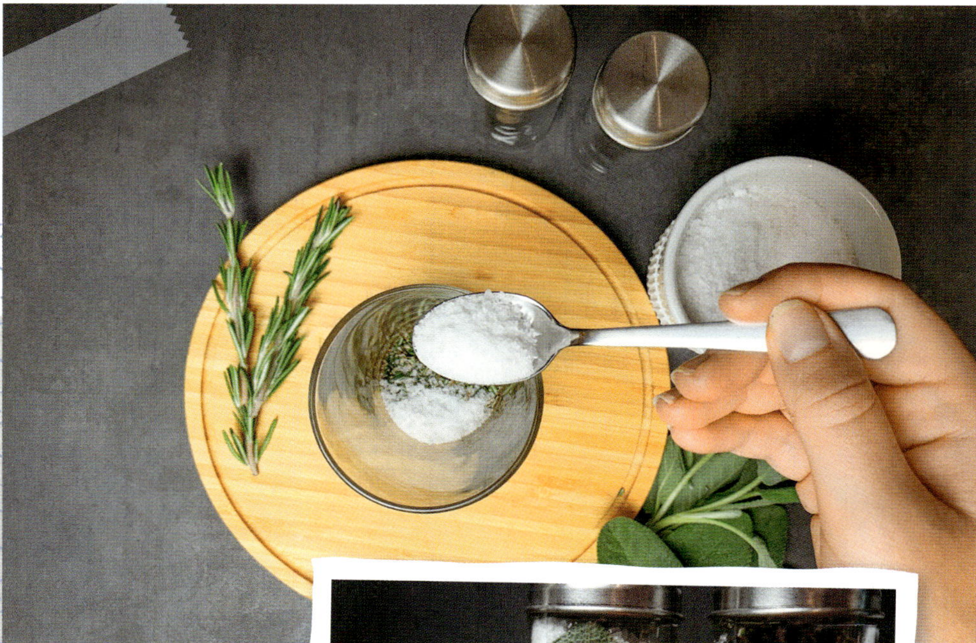

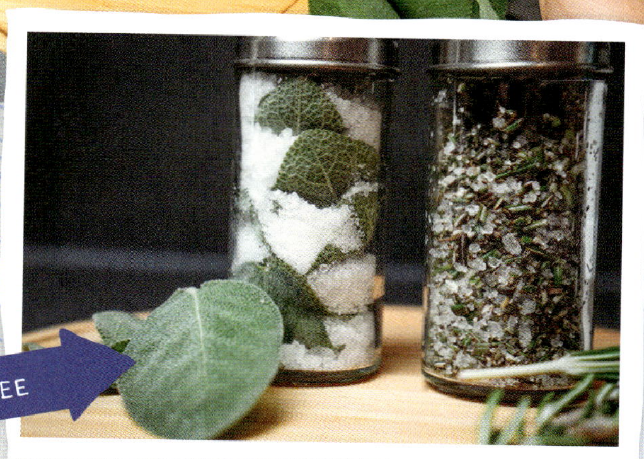

GESCHENKIDEE

75

Kräuter trocknen

Dickblättrigere Kräuter wie Thymian, Oregano, Rosmarin oder Salbei kannst du bei ca. 60 Grad zwei Stunden im Backofen trocknen. Klemme dabei einen Kochlöffel in die Ofentür, damit die Feuchtigkeit entweichen kann. Wenn du ein Dörrgerät hast, kannst du die Kräuter auch darin trocknen. Oder du hängst sie einfach bündelweise kopfüber in einem trockenen Raum auf. Das klappt auch, dauert nur etwas länger.
Extra-Hack: Getrocknete Kräuter sind lichtempfindlich, deshalb sind die dunklen Gläser von Instantbrühe sehr gute Aufbewahrungsgläser. Schmeißt sie deshalb nie weg. Auch andere lichtempfindliche und haltbar gemachte Lebensmittel lassen sich darin sehr gut aufbewahren.

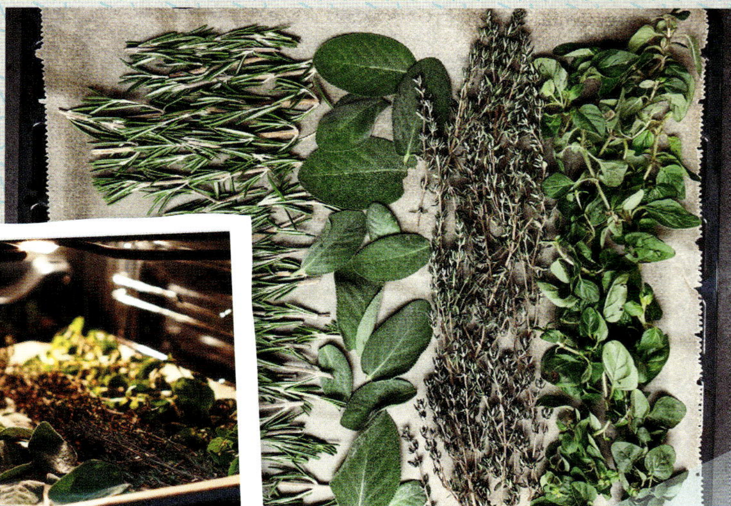

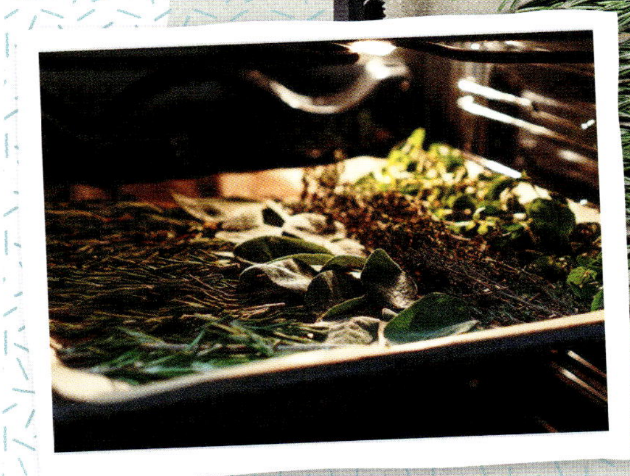

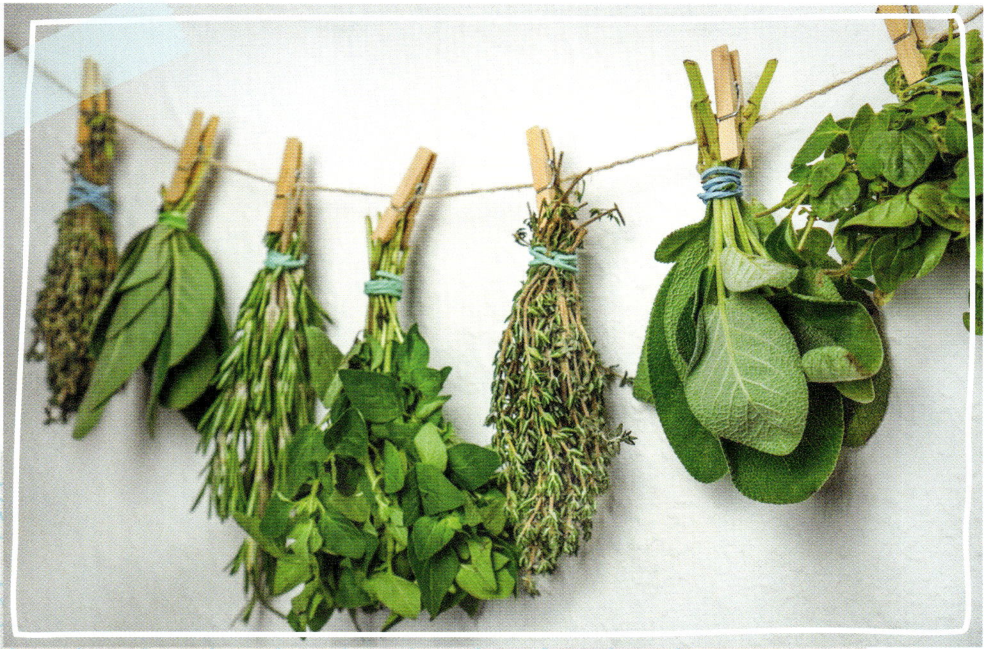

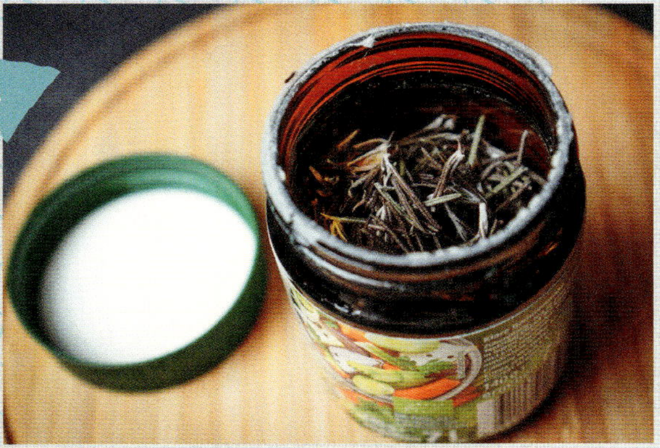

VOR DER BLÜTE ERNTEN

76

Praktische Würfel

Empfindliche Kräuter wie Petersilie, Schnittlauch oder Basilikum behalten ihr Aroma am besten, wenn du sie einfrierst. Verteile sie klein gehackt in einer Eiswürfelform und gieße jede Mulde mit Olivenöl auf, dann hast du zum Braten und Kochen immer die perfekte Portion. Zwiebelstückchen kannst du ohne Öl in der Form portionieren und nach dem «Anfrieren« umtüten.

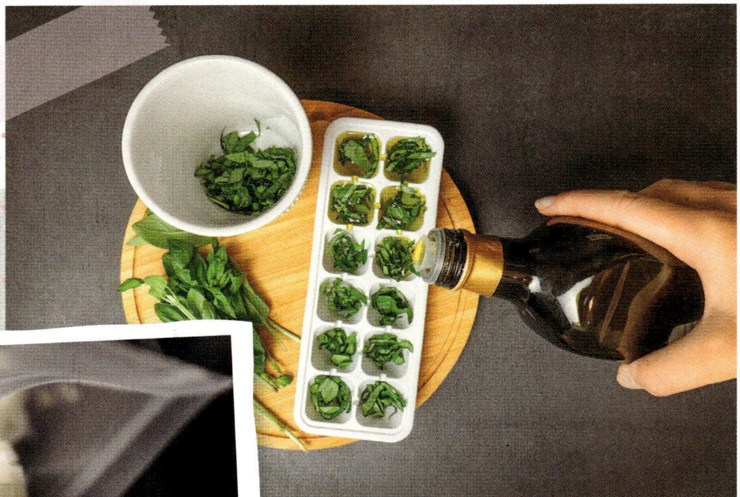

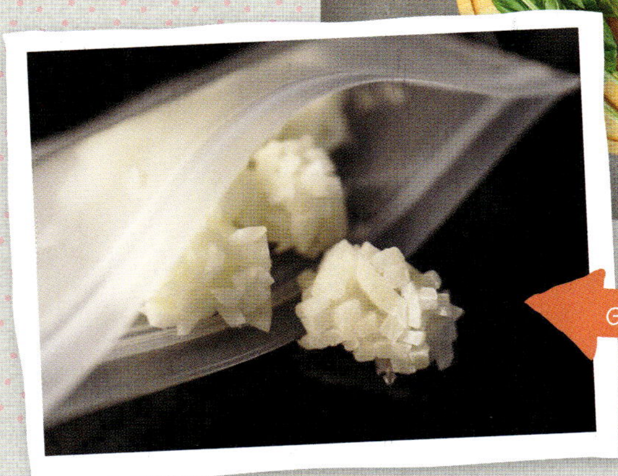

GESCHMACKSWÜRFEL

77

FRISCHEKICK

Wenn ich Zitronen oder Limetten verwende, reibe ich gern die Schale vorher ab und friere sie ein, denn sie wertet fast jedes Gericht auf. Ich verfeinere unseren Reis damit, gebe sie in helle Soßen, auf gebratenen Fisch, in Asiapfannen, in frische Suppen oder verwende sie zum Backen. Zitronen- und Limettensaft lässt sich auch gut in Eiswürfelgröße einfrieren. Statt die Früchte auszupressen, kannst du sie auch mit etwas Wasser in den Mixer geben.

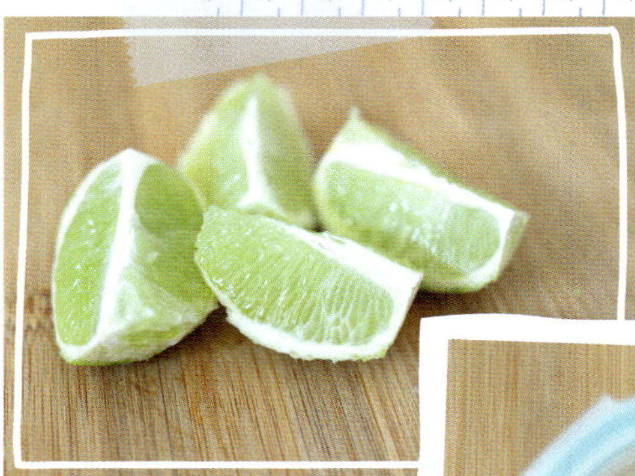

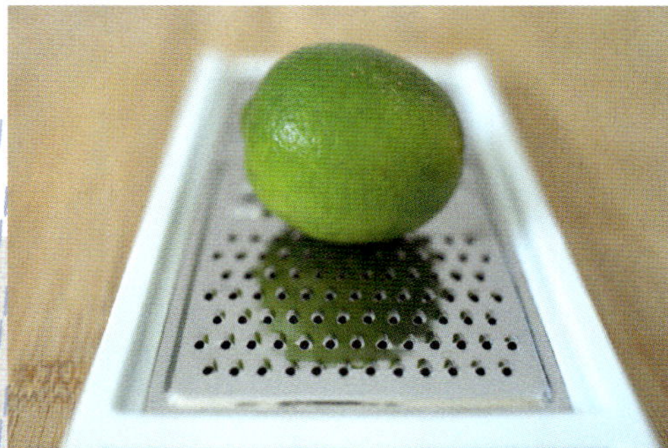

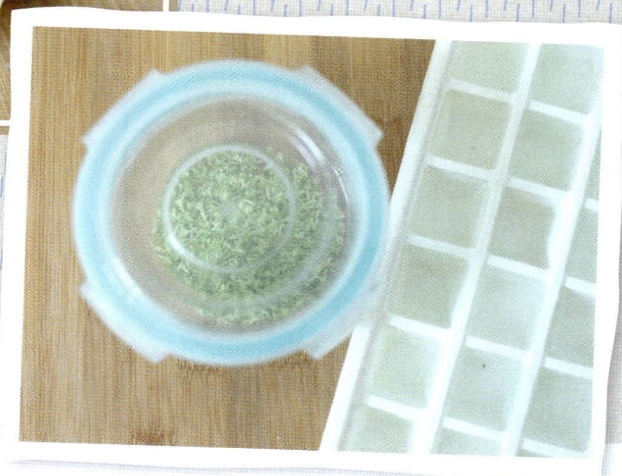

78
Frischer Salat

Salat bleibt länger frisch, wenn du ihn in eine Schüssel mit Wasser in den Kühlschrank stellst. Sind die Blätter trotzdem schon etwas schlapp, wenn du ihn essen willst, hilft dieser Trick: Fülle eine Schüssel mit eiskaltem Wasser, gib den Saft einer halben Zitrone dazu, lege die abgelösten Salatblätter hinein und stelle alles für eine halbe Stunde in den Kühlschrank. Die Blätter werden so wieder knackig, sollten dann aber bald gegessen werden.

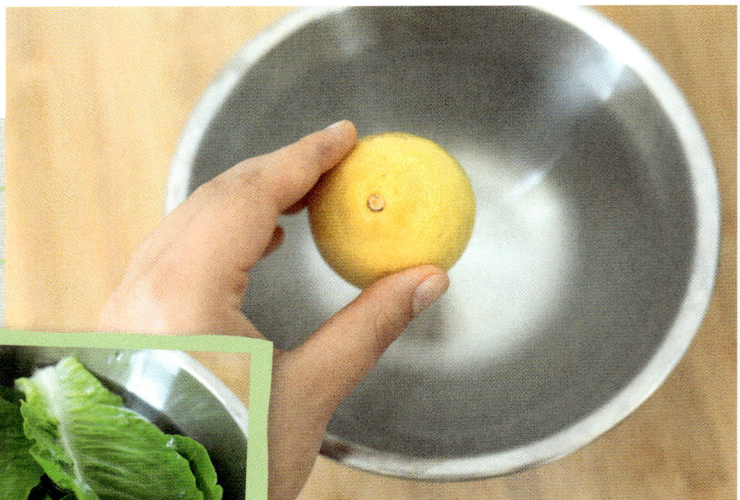

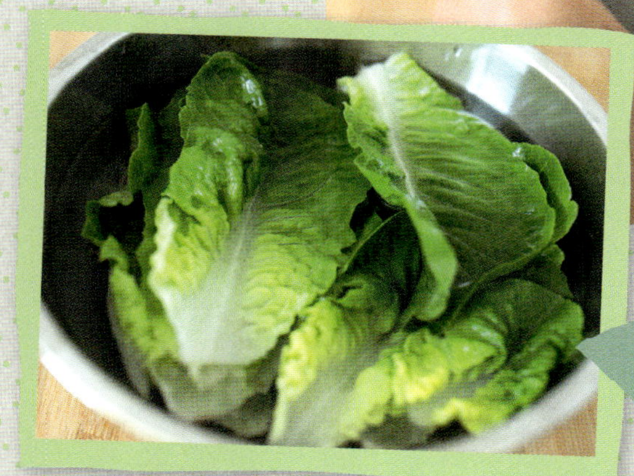

PUSH-UP

79

GEMÜSE EINLEGEN

Knoblauch, Paprika, Auberginen, Artischocken oder Pilze lassen sich super in Öl einlegen und auf diese Weise ohne viel Aufwand haltbar machen. Wichtig zu wissen: Das Öl konserviert das Gemüse nicht, es schließt es nur luftdicht ein und schützt es auf diese Weise vor Sauerstoff. Deshalb muss das Gemüse vorher gekocht und in Essig mariniert oder eingesalzen werden, ehe du es in ein Glas schichtest. Das Öl kannst du dann einfach kalt darüber gießen.

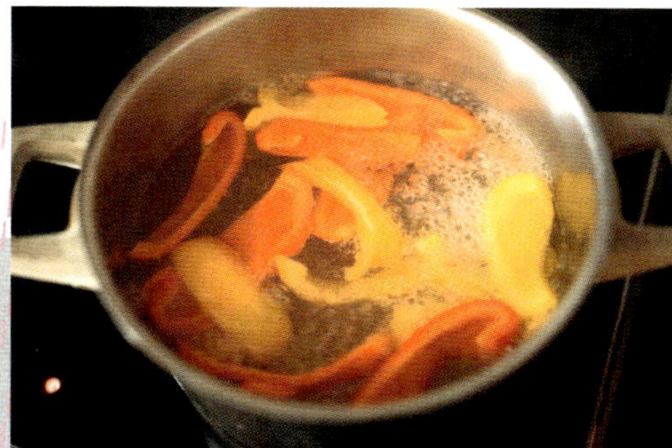

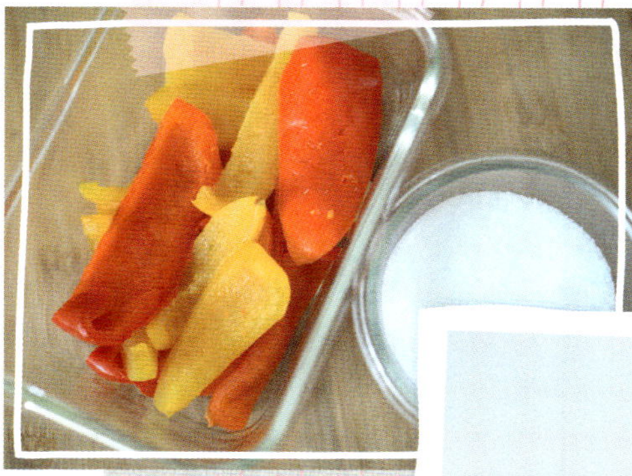

SUPEREASY GEMACHT

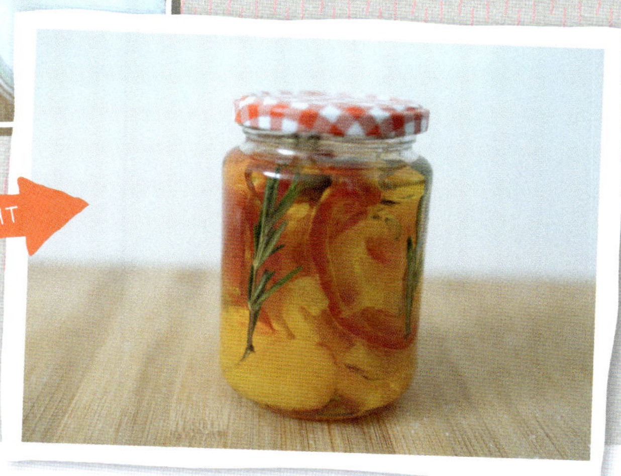

Spielen, Basteln, Lernen

Am schönsten und nachhaltigsten ist es, mit Dingen aus der Natur kreativ zu werden. Aber auch bei gekauften Materialien gibt es bereits viele umweltgerechte Alternativen: Es gibt 100 Prozent biologisch abbaubares glitzerndes Mikroplastik, Luftballons aus Naturkautschuk und Acrylfarben können durch Ölfarben ersetzt werden. Wer allein bei malwütigen Kindern normales Papier durch Recyclingpapier ersetzt, tut schon einiges für die Umwelt. Und eine Bastelkiste ist eine tolle Idee. In ihr könnt ihr alles Mögliche, was sich zum Basteln eignet und sonst im Müll landen würde, ordentlich (!) sammeln: Joghurtbecher, Klorollen, Korken, Kronkorken, Eisstiele, Konservendosen, geeignete Verpackungs-, aber auch Versandmaterialien ... Mit all diesen Dingen kann wunderbar noch gespielt, gebastelt und gelernt werden.

80

Natur-Kunst

Beim Spazierengehen nach Kastanien, Eicheln und Steinen zu suchen, macht allen Spaß und zu Hause lassen sich damit tolle Kunstwerke basteln. Oder dein Schatz benutzt die Fundstücke als Stempel für die Knete – das klappt übrigens auch mit festeren Blättern gut.

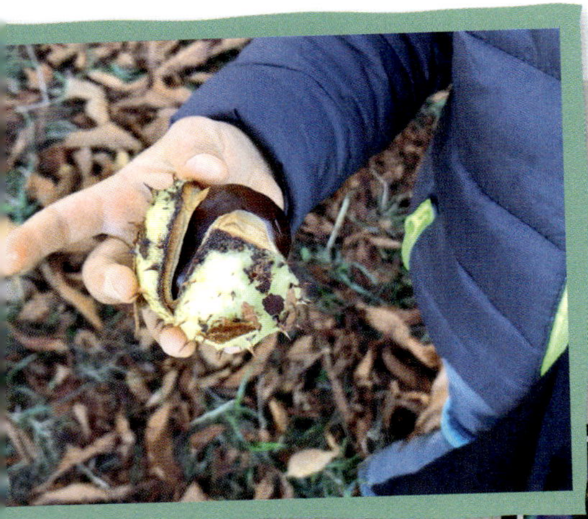

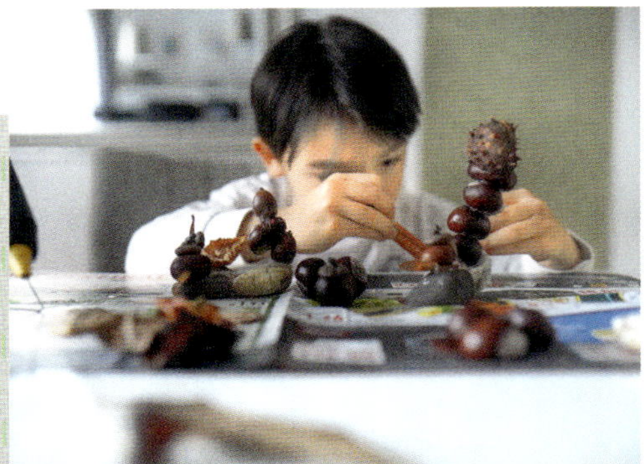

KNETEKUNST

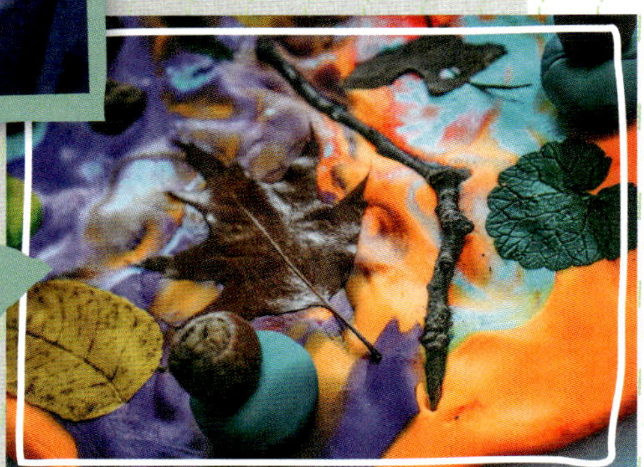

81

MURMELBAHN

Alte Klopapier- oder Küchenrollen kannst du mit Klebefilm oder Washi Tape ganz schnell an der Wand zu einer Murmelbahn zusammenkleben. Wenn du bei manchen Rollen ein Stück wegschneidest, kann man zwischendurch gucken, wo die Murmel gerade kullert. Statt Murmeln eigen sich übrigens auch Kastanien oder Nüsse.

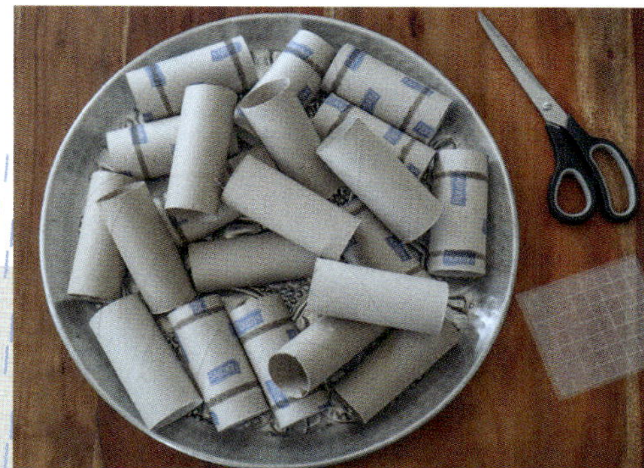

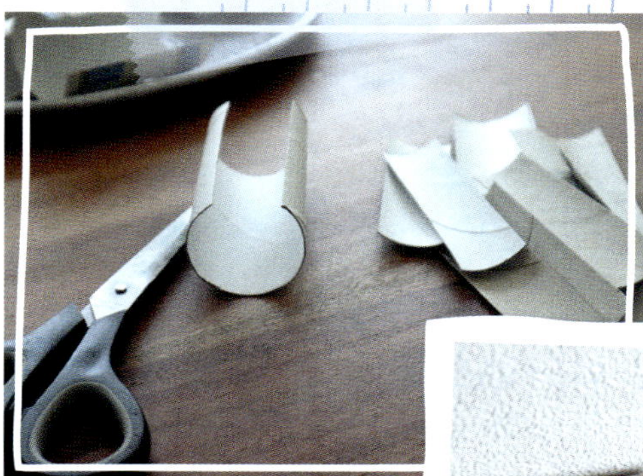

IMMER DER WAND LANG

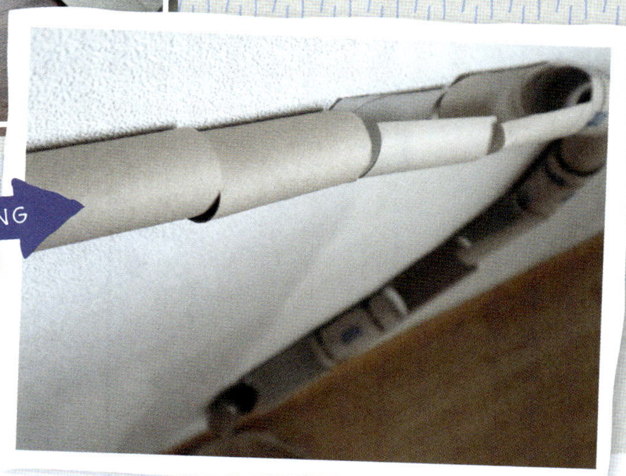

82

DIY-Regenbogen

Selbst einen Regenbogen zu »zaubern« ist superfaszinierend und noch dazu kinderleicht. Du musst nur mit einer ganz normalen Wassersprühflasche in die hoch stehende Sonne sprühen und schon müsste ein toller kleiner Regenbogen zu sehen sein.

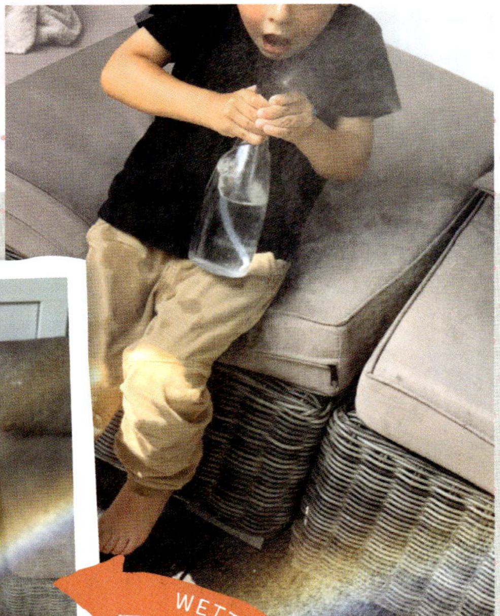

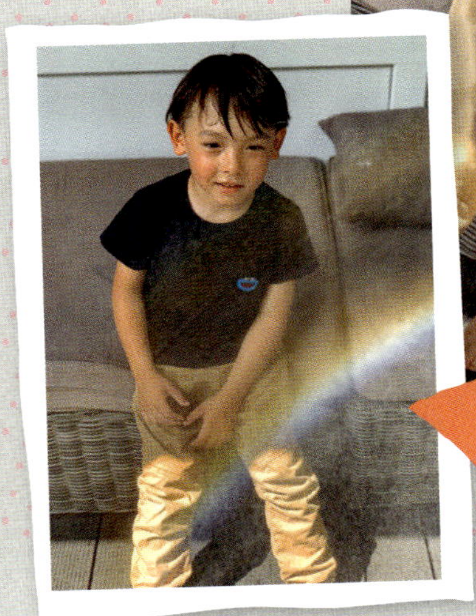

WETTERMANN

83

LERNHILFE

Kastanien und Eicheln, Haselnüsse, Steine oder Walnüsse sind die perfekten Lernhilfen. Sie eignen sich unter anderem zum Sortieren- und Zählen-Üben. Und natürlich lassen sich ihre Oberflächen und Strukturen auch ganz genau unter dem Mikroskop erforschen.

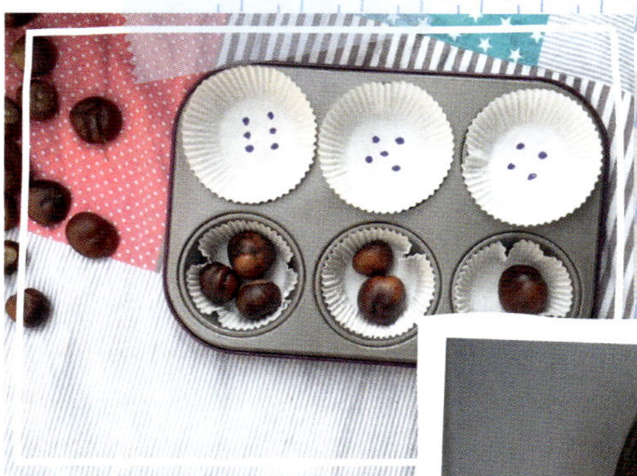

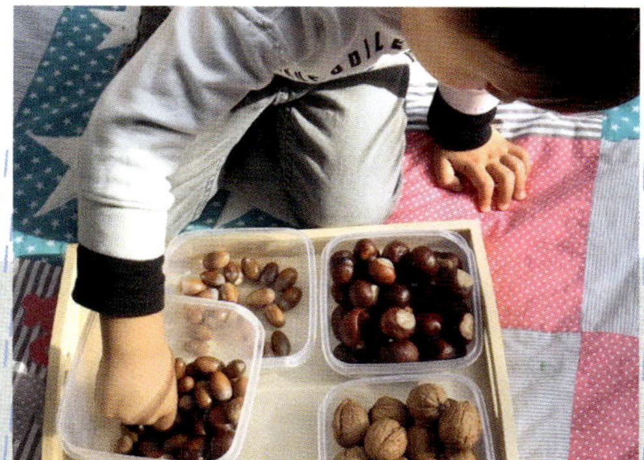

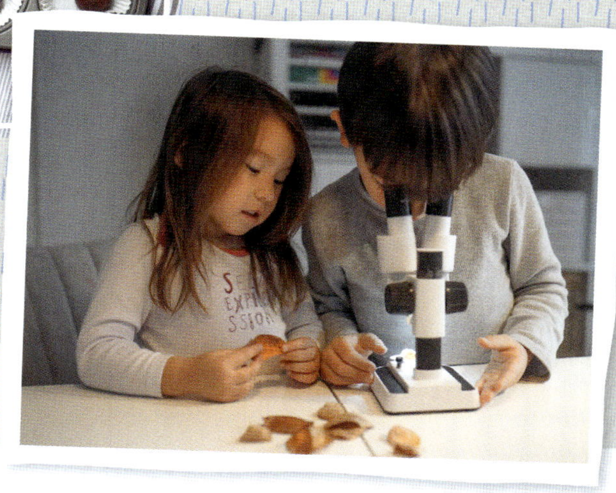

84

BLÄTTER-KONFETTI

Konfetti aus metallisch glänzendem Plastik ist vielleicht schick, es braucht aber kein Kind. Und es geht sogar noch umweltgerechter als die Papiervariante. Dein Kind wird garantiert Spaß daran haben, mit dem Locher Konfetti aus abgefallenen Blättern zu stanzen. Anschließend könnt ihr sie zum Dekorieren von Geschenken oder eines Geburtstagstischs verwenden. Oder ihr schmeißt sie eben einfach so in die Luft. Wusstest du, dass es mittlerweile sogar Konfetti gibt, in dem Blumensamen stecken? Die kannst du nach der Party dann aufkehren und einpflanzen – oder die Wildblumenwiese gleich in den Garten werfen. Tolle Idee und Erinnerung an die Party!

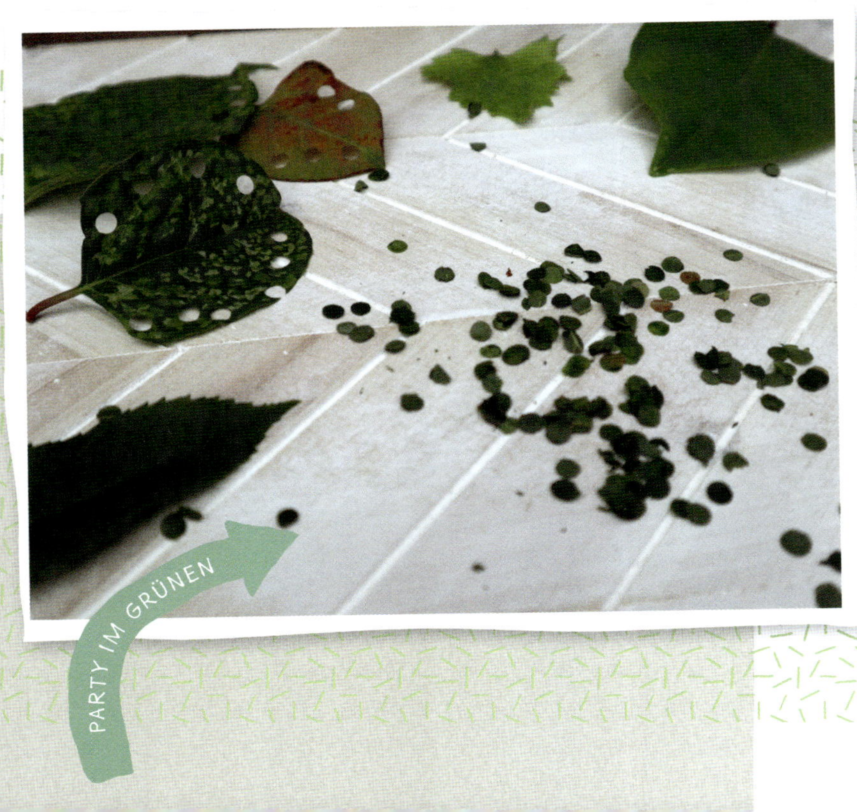

85

NATURSCHATZKISTE

Unsre Kleinen kommen, wenn sie draußen waren, selten ohne neue »Naturschätze« nach Hause. Ich finde daher, dass jedes Kind eine Naturschatzkiste braucht. Toll zum Aufbewahren sind auch alte Eierkartons. Als Anregung für die nächste »Schatzsuche« kannst du in den Deckel bunte Bildchen von verschiedenen Dingen kleben, die draußen gerade Saison haben .

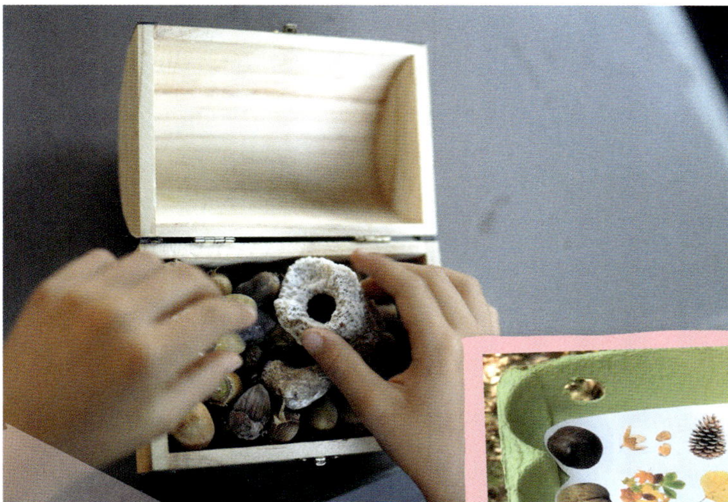

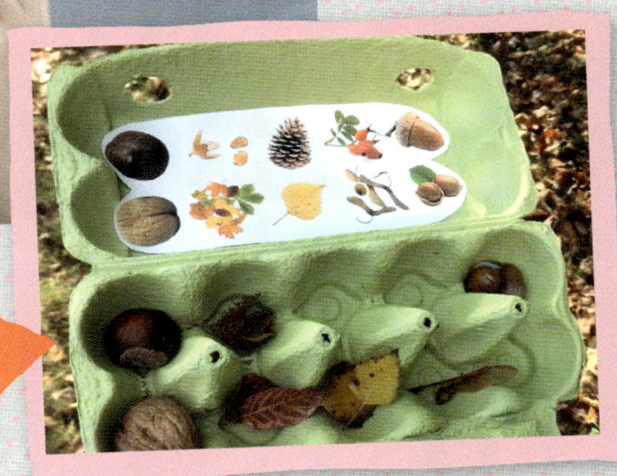

SAMMELBOX

86

Washi-Tape-Spiele

Mit Washi Tape kannst du alle möglichen »Spielwelten« auf die Wand oder den Boden kleben, zum Beispiel ein Haus, einen Garten, Straßen oder Spielfelder wie für »Himmel und Hölle«.

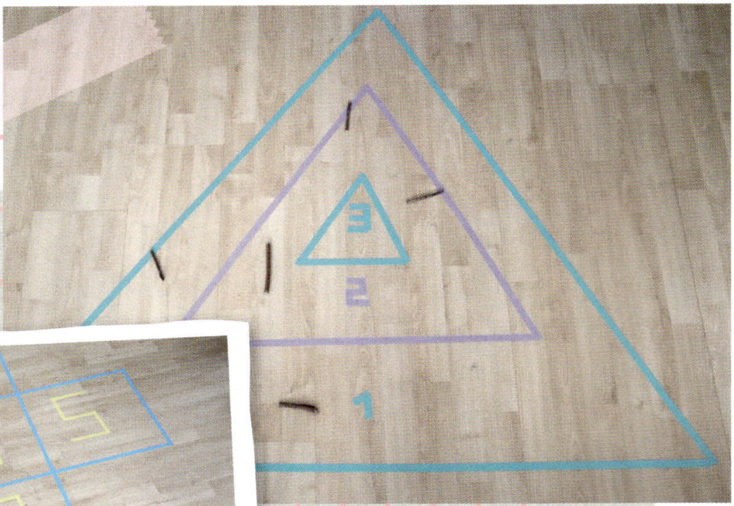

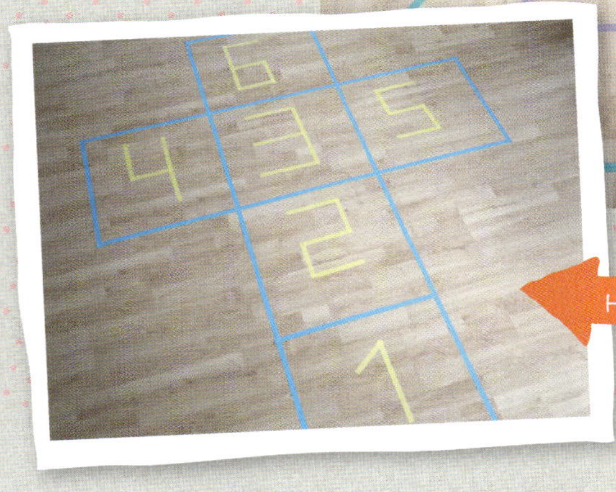

HÜPFSPIEL ZU HAUSE

87

Jahreszeiten-Puzzle

Wenn ihr draußen unterwegs seid und Naturmaterialien gesammelt habt, kannst du zu Hause ein schönes Jahreszeiten-Puzzle daraus machen. Dafür legst du eure Schätze auf ein Stück Versandkartonpappe und zeichnest die Umrisse mit einem dicken Filzstift nach. Dann kommen die Schätze in eine Kiste – und los geht's: Was passt wohl wohin?

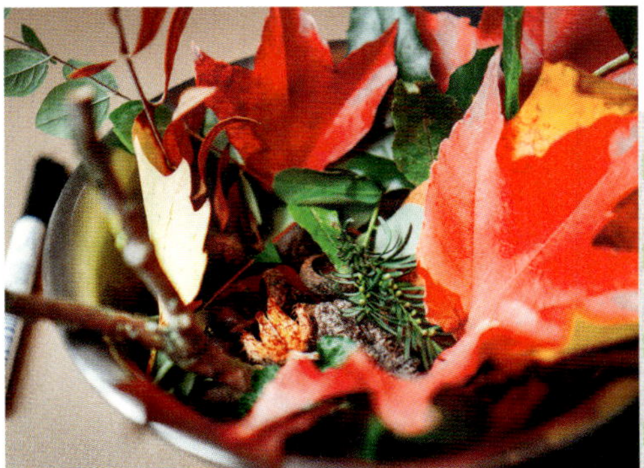

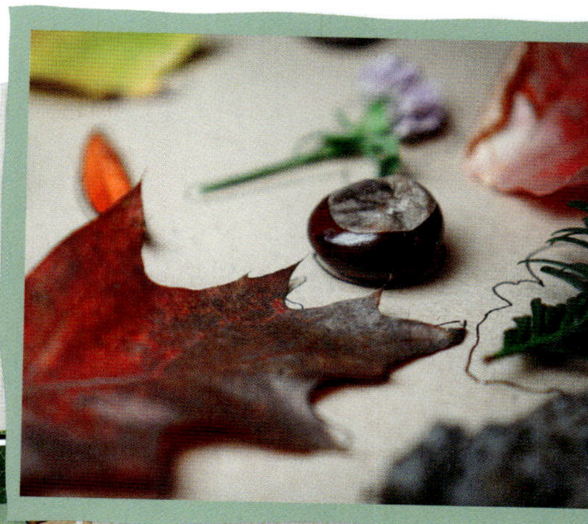

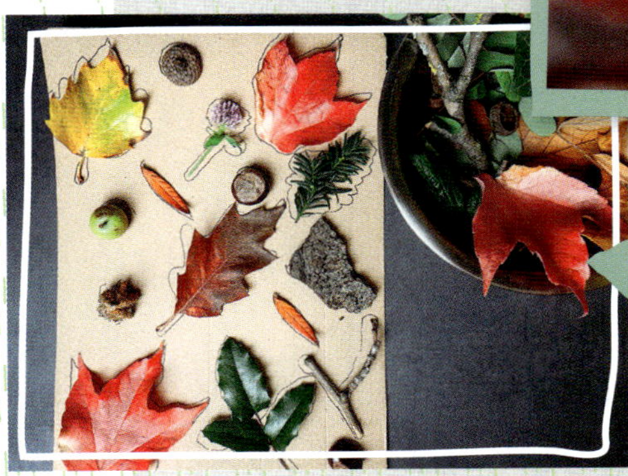

WAS PASST WO?

88

BUNTE STEINE

Das Bemalen von Steinen ist bei Groß und Klein zum länderübergreifenden Trend geworden. Ihr könnt Dekosteine, Spielsteine oder Erzähl- und Wettersteine kreieren. Auch das Aussetzen von Wegsteinen wird bei Kindern immer beliebter. Als Farbe werden Acryl- oder Ölfarbe empfohlen, weil beide schön farbintensiv sind. Umweltfreundlicher ist Ölfarbe, denn Acrylfarben enthalten Mikroplastik, das in die Umwelt gelangt.

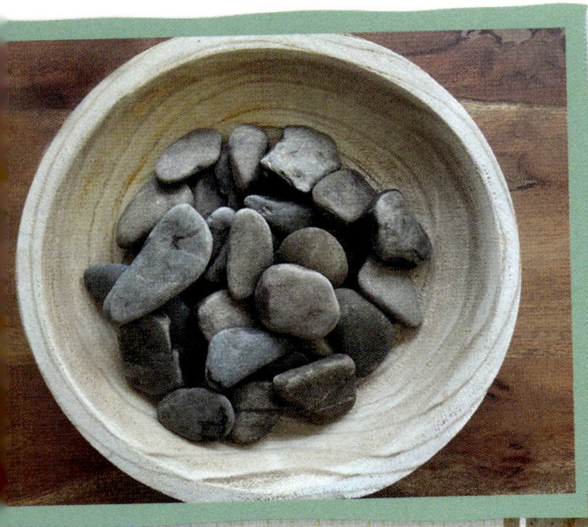

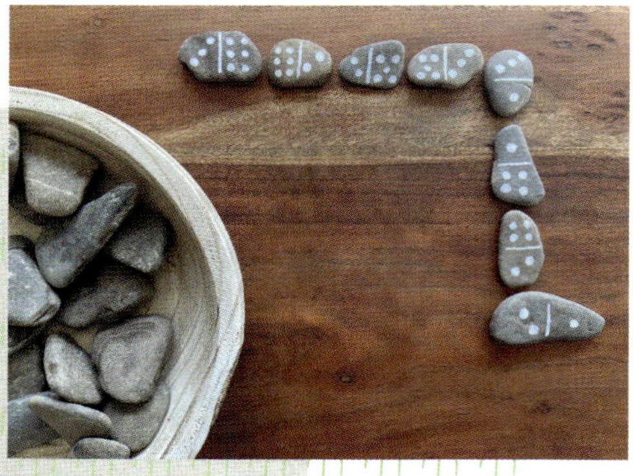

WETTERSTEINE

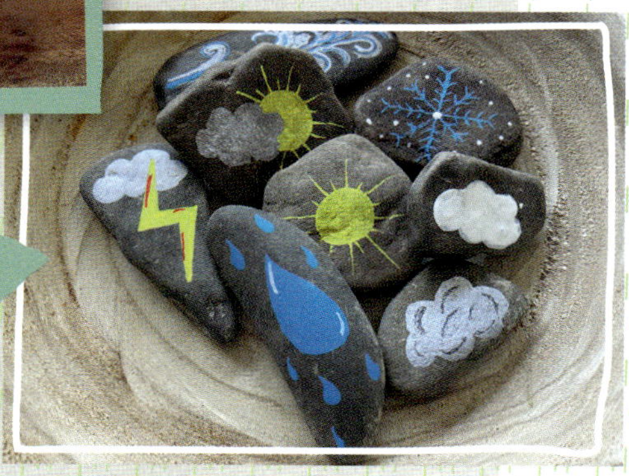

89

VERKLEIDUNGSKISTE

Für eine Verkleidungskiste braucht man keine Kostüme. Wenn ihr welche habt, umso besser, aber genauso gut eignen sich auch zu große Schuhe, ein alter Hut, eine Sonnenbrille, ein Tuch oder andere Dinge von euch Großen, die ihr sonst ausgemistet hättet.

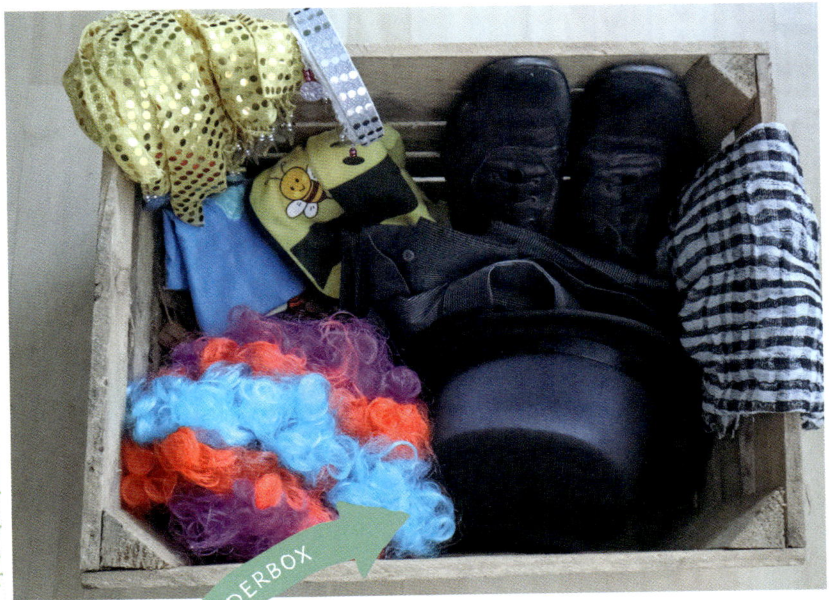

ALTKLEIDERBOX

90

Formen legen und bemalen

Basteln ist wirklich eine sehr sinnvolle Beschäftigung, aber so manches Kind verbastelt, wenn es die Möglichkeit dazu hat, auch einen Haufen an Material. Warum also nicht einfach kostenloses Naturmaterial anbieten? Ihr könnt es sogar beim Spazierengehen zusammen sammeln, es danach gemeinsam sortieren und eine Natur-Bastelkiste anlegen.
Wir haben zum Beispiel vor Kurzem aus Zweigen, Blättern und Steinen einen riesigen Regenbogen auf Versandpappe geklebt und meine Tochter hat ihn dann voller Eifer angemalt.
Auf dieselbe Art lassen sich super auch Mandalas legen und gestalten.

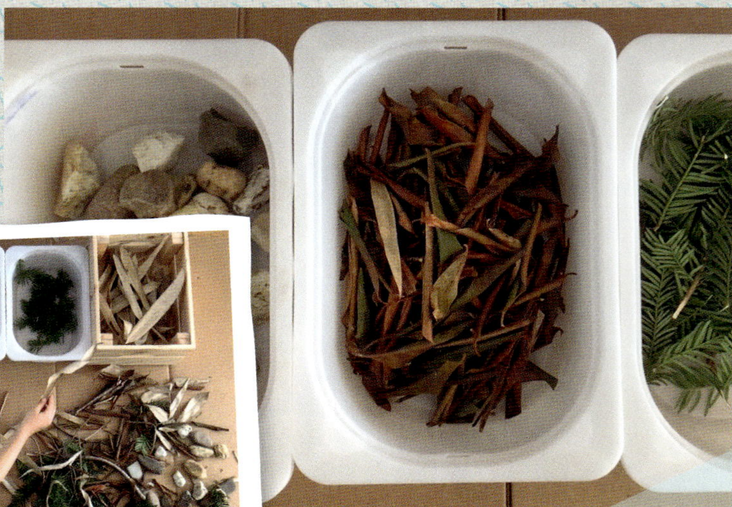

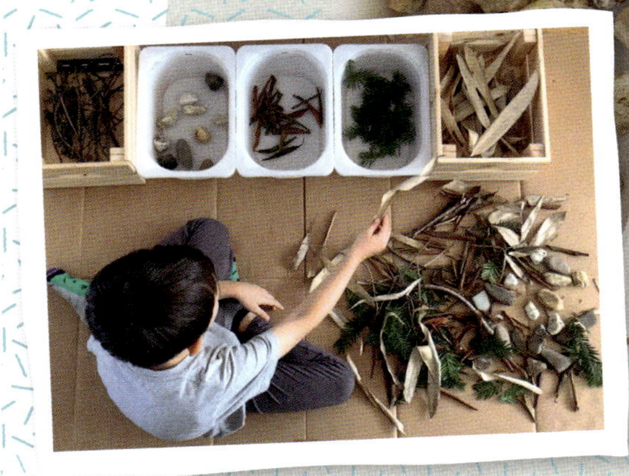

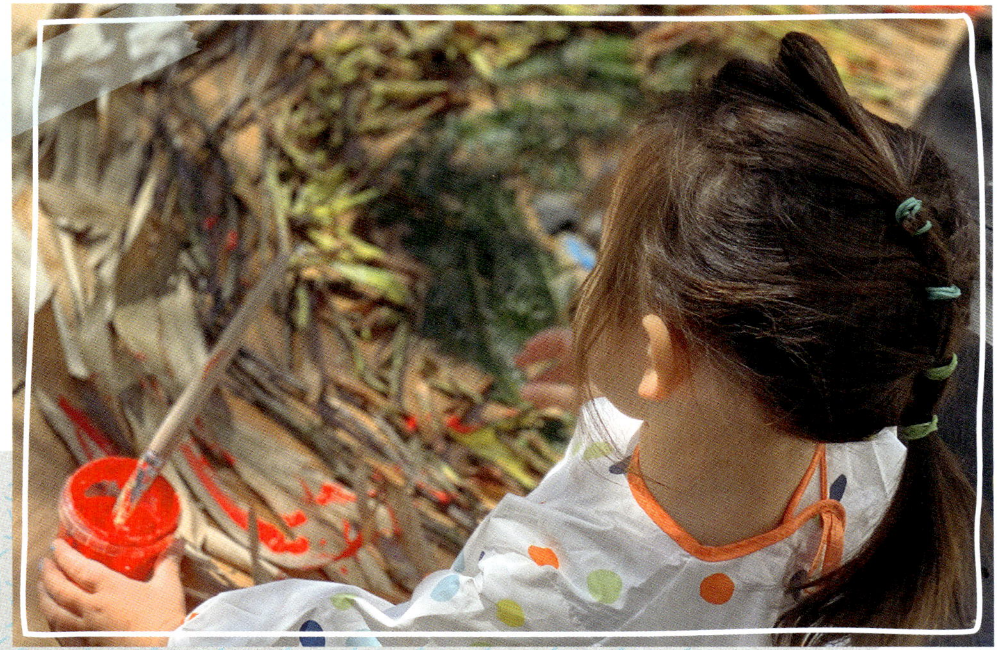

KUNST AUS NATUR

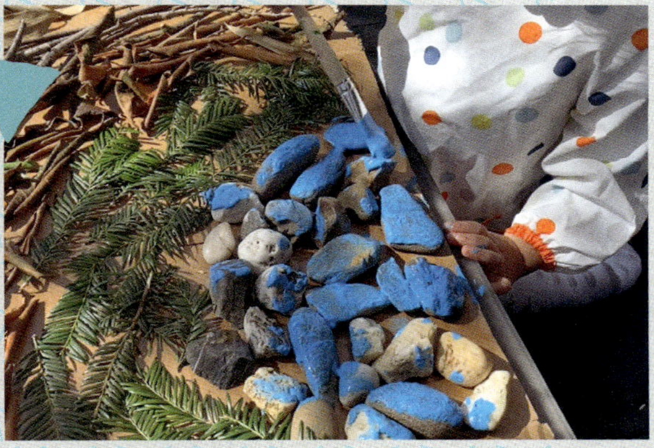

UPCYCELN

Upcycling ist eine wunderbare Möglichkeit, aus alten Dingen Neues zu machen. Aus Müll wird wieder Brauchbares! Das Schöne beim Upcycling ist, dass man viel zusammen mit den Kindern machen kann. Das schenkt gemeinsame Zeit und macht Spaß. Meist ohne dass wir es bemerken, sammeln sich zu Hause viele Dinge an, aus denen sich ganz schnell schöne Deko, brauchbares Spielzeug oder nützliche Dinge zaubern lassen. In diesem letzten Kapitel zeige ich euch einige meiner Lieblingsideen, die ihr mit oder für eure Kinder basteln könnt.

91

Zero-Waste-Box

Eine Idee, mit der du leere Milchtüten oder andere Tetra Packs innerhalb von fünf Minuten in stabile, wasserdichte und sehr hübsche Schachteln oder Tütchen mit vielen Verwendungsmöglichkeiten verwandeln kannst: Schneide zuerst das obere Viertel mit der Schere weg und ziehe dann die äußere Folie ab. Für eine Schachtel knickst du dann den Rand zweimal um. Das funktioniert mit etwas Ziehen und Ruckeln, ohne ihn einschneiden zu müssen. Wenn du die gesamte Verpackung zusammendrückst und zerknüllst, sieht sie am Ende noch hübscher aus. Mir gefällt sie in der Naturoptik am besten, du kannst sie mit deinem Kind aber auch kreativ verschönern.

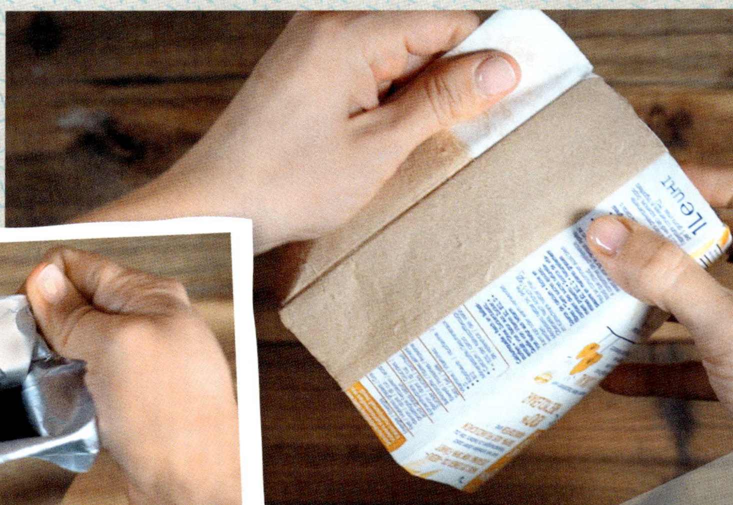

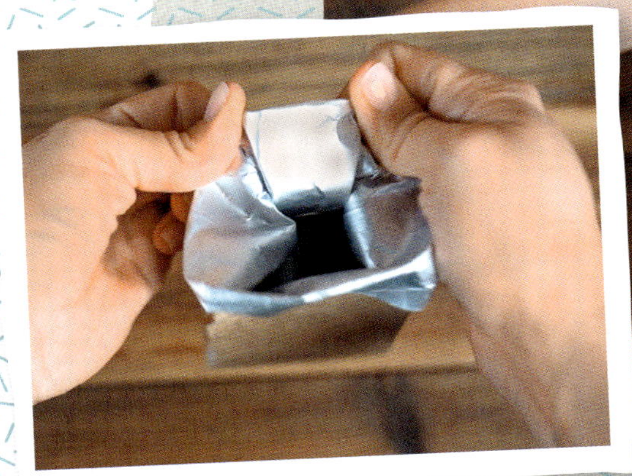

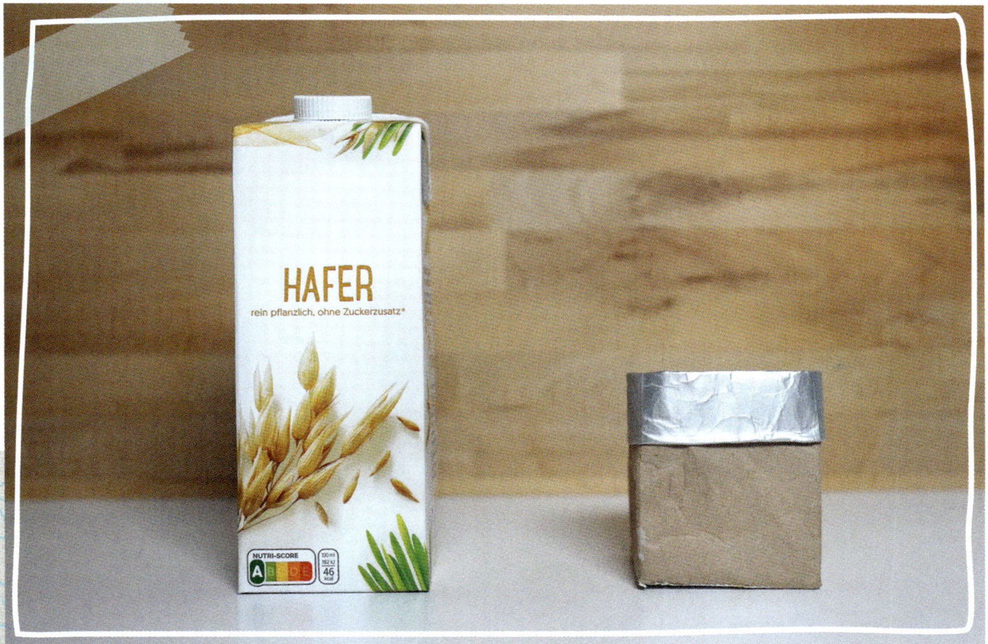

BLUMEN-ZUHAUSE

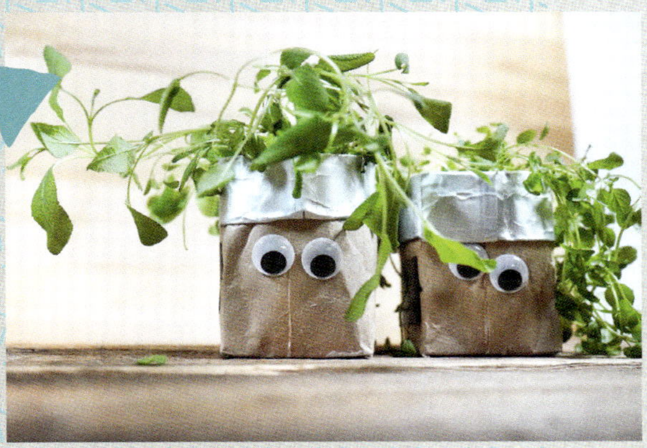

92 Schachtelei

Versandkartons und anderes Verpackungsmaterial sind zum Basteln und Spielen unschlagbar. Ihr könnt zum Beispiel mit ein paar Handgriffen ein Spielhaus oder Auto daraus basteln oder eine coole LED-Lichterhöhle zaubern. Genauso dienen sie aber auch als »Leinwand« für erste Malversuche und, und, und. Eurer Kreativität sind keine Grenzen gesetzt

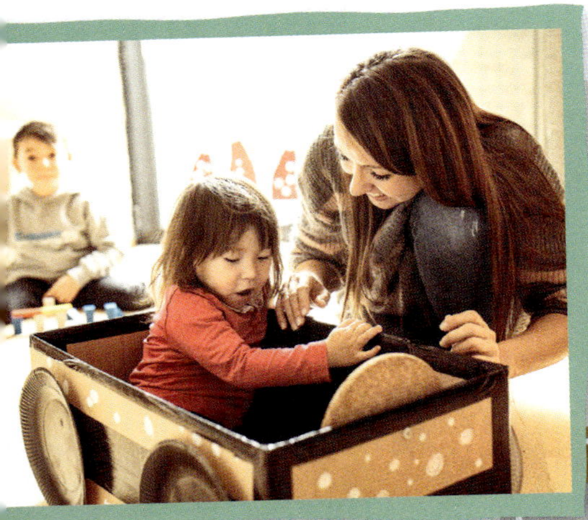

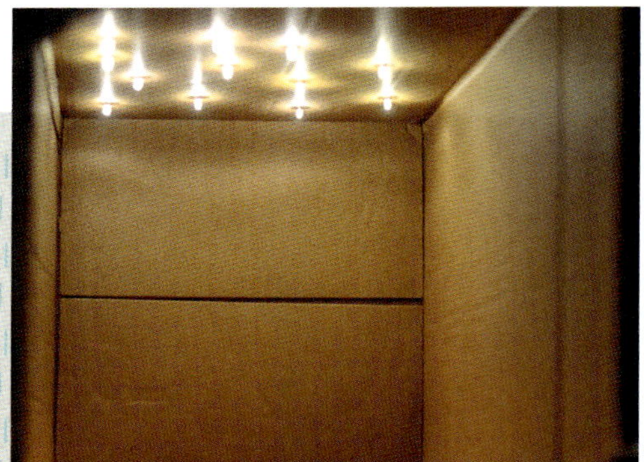

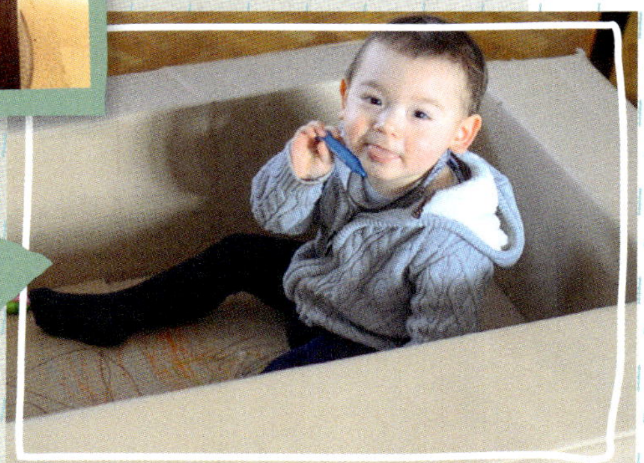

93

Trinklernglas

Einmach- oder Senfgläser kannst du in praktische Trinklerngläser verwandeln. Stich den Deckel ein, stecke einen Strohhalm durch und wenn jetzt das Glas mal umkippt, ist alles halb so wild. Leere Babygläschen passen perfekt in die kleinsten Kinderhände.

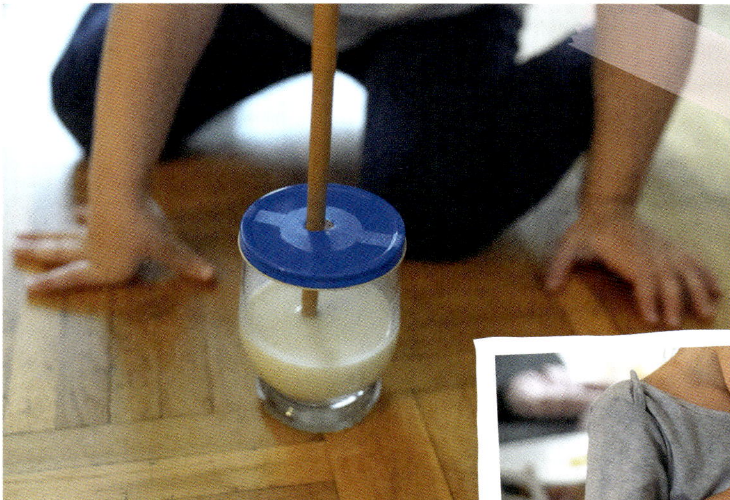

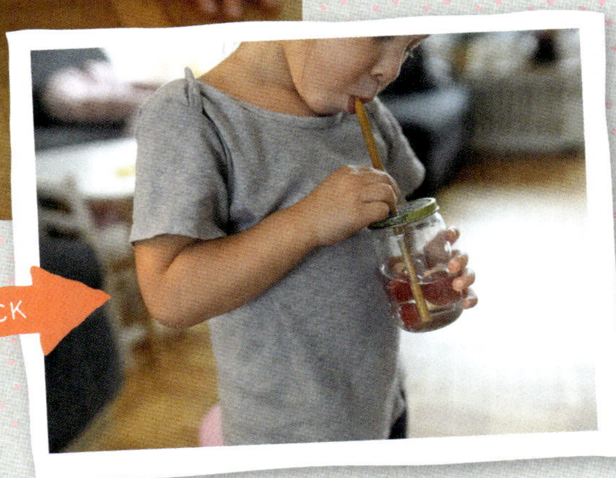

ANTI-KLECKER-HACK

94

GLAS-UPCYCLING

Natürlich lassen sich Gläser auch wunderbar verbasteln – zum Beispiel zu dekorativen Blumenvasen. Für diese hier stellst du die Gläser über Kopf, läst etwas Farbe darüberlaufen und diese dann trocknen. Du kannst die Gläser aber auch mit Tapetenkleister einstreichen und dein Kind beklebt sie dann mit bunten Transparentpapierschnipseln. Teelicht rein – und fertig!

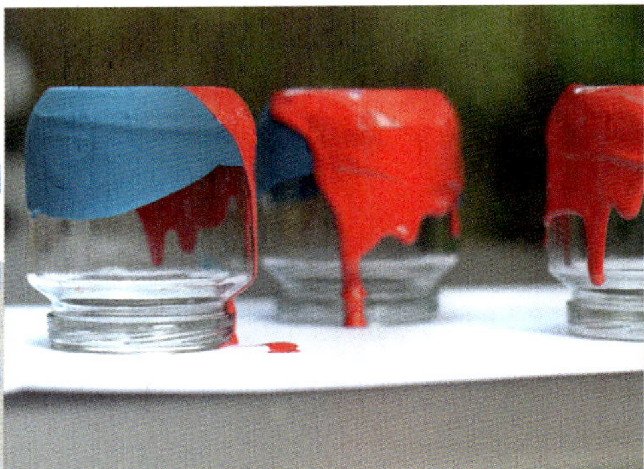

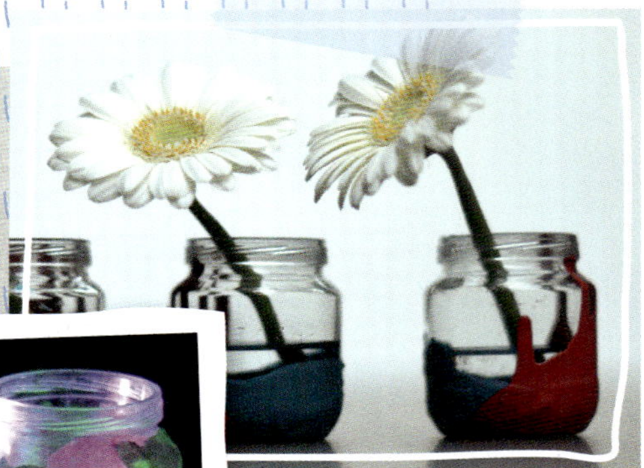

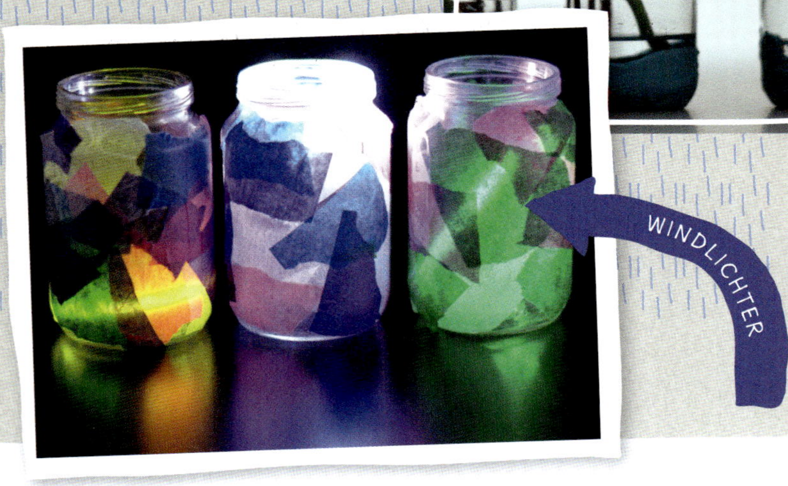

95

Getränkedosenhaken

Getränkedosenhaken eignen sich super als Aufhängmöglichkeit für Holztafeln.
Und wenn der Kleiderschrank mal wieder überfüllt ist, kannst du mit ihnen mehr Platz schaffen, indem du sie über die Haken der Kleiderbügel ziehst und einfach noch Bügel daranhängst.

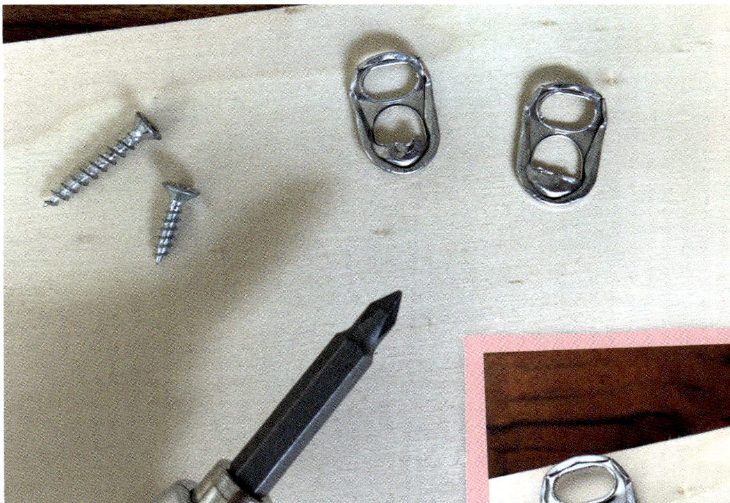

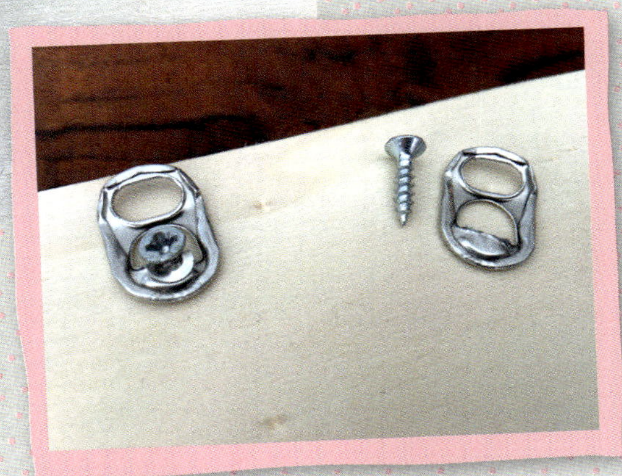

#96

INSEKTENHOTEL

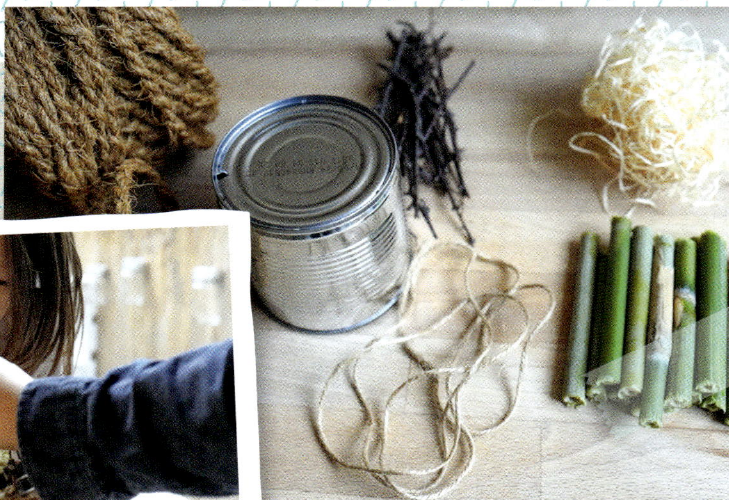

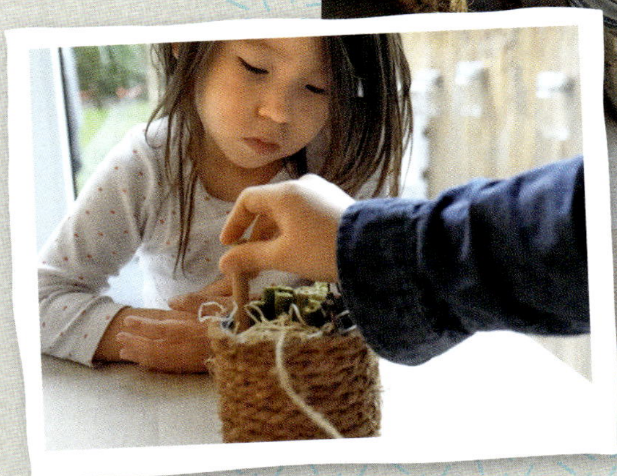

Aus alten Konservendosen könnt ihr zusammen ein Insektenhotel für den Garten basteln. Wenn ihr verschiedene Naturmaterialien hineinsteckt, vergrößert ihr das Nistangebot für Insektenarten, denn Wildbienen mögen beispielsweise Röhren wie Bambus, Marienkäfer und Florfliegen lieber Holzwolle und Schmetterlinge dünne Zweige. Verschönert das Hotel ganz nach eurem Geschmack. Ihr könnt die Dosen zum Beispiel bemalen, mit bunter Wolle oder einem Naturseil umwickeln. Jetzt braucht ihr es nur noch in einen Baum oder Busch hängen.

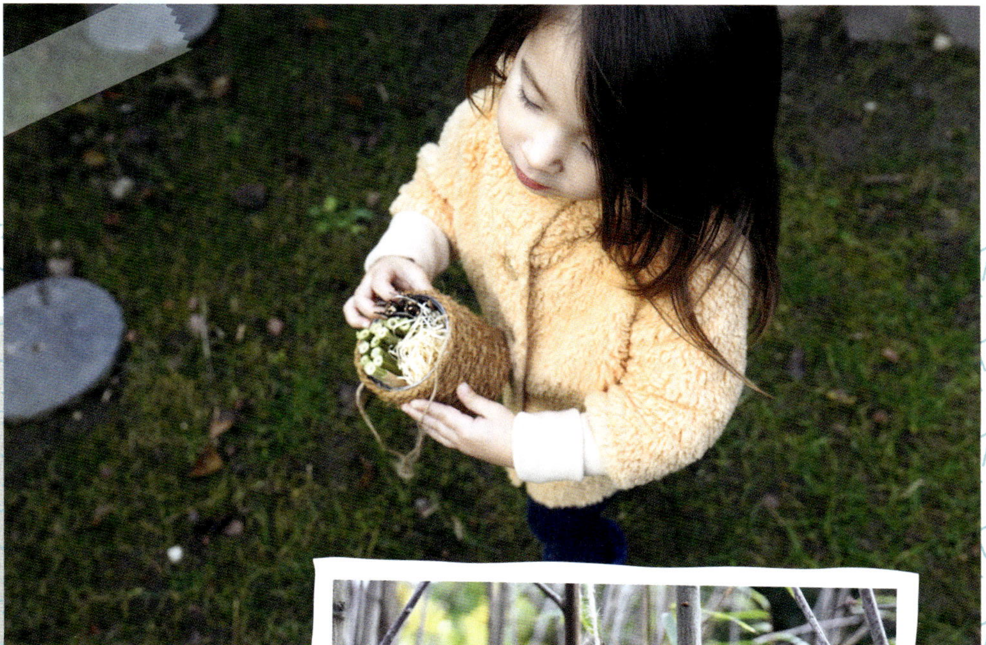

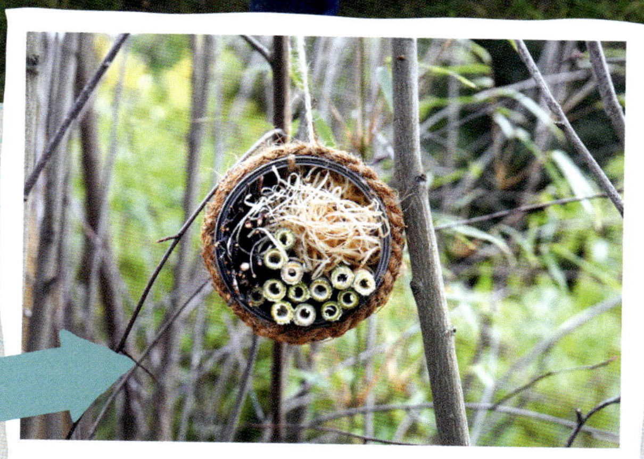

WELCOME!

97

DOSENSTELZEN

Statt Dosen in die Tonne zu werfen, kannst du tolle Sachen daraus basteln – zum Beispiel diese Stelzen. Dazu brauchst du außer zwei Dosen ein Vielzweckseil oder eine einfache Wäscheleine, einen Akkubohrer und eine Zange, um die scharfen Kanten umzubiegen. Bohre mit dem Akkubohrer links und rechts am Dosenboden jeweils ein ausreichend großes Loch. Dann schneidest du ein großzügiges Stück Seil ab, damit du es später an die Größe deines Kindes anpassen kannst. Das Seil sollte bis zum Oberschenkel gehen. Jetzt musst du es nur noch von innen festknoten und schon kann der Spaß beginnen.

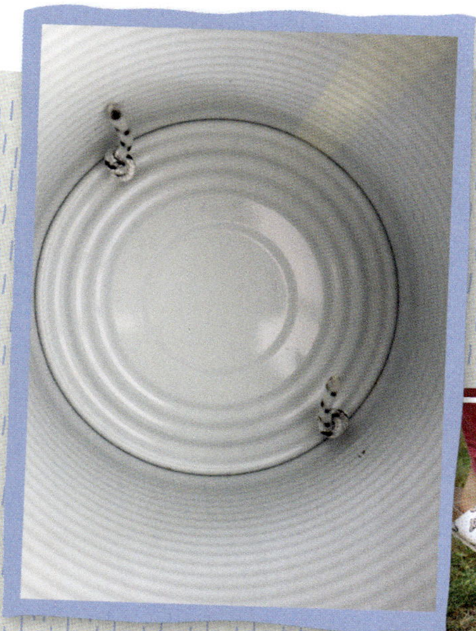

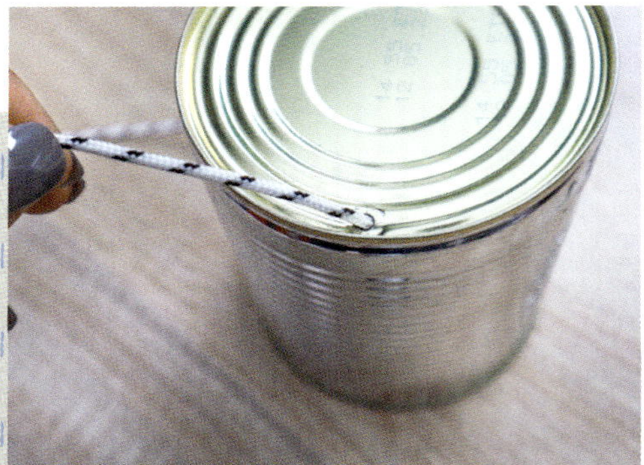

TRIP TRAP

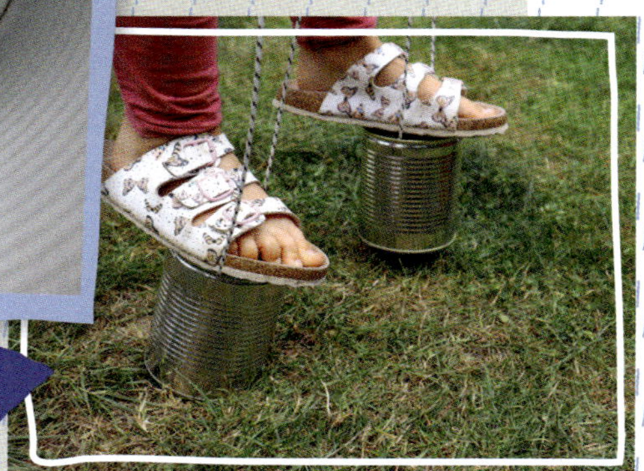

98

DOSENTELEFON

So eine Telefon ist für mich die absolute Kindheitserinnerung und funktioniert erstaunlich gut. Im Grunde machst du es wie bei den Stelzen auf Seite 138 – nur bohrst du diesmal nur ein Loch in den Dosenboden. Wichtig: Beim Telefonieren muss das Seil ganz stramm gespannt sein.

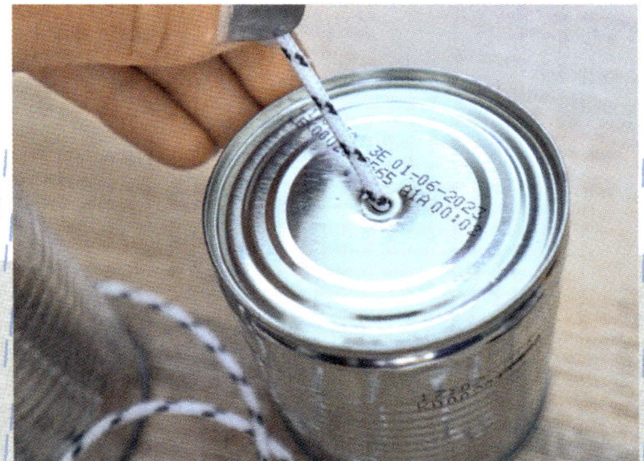

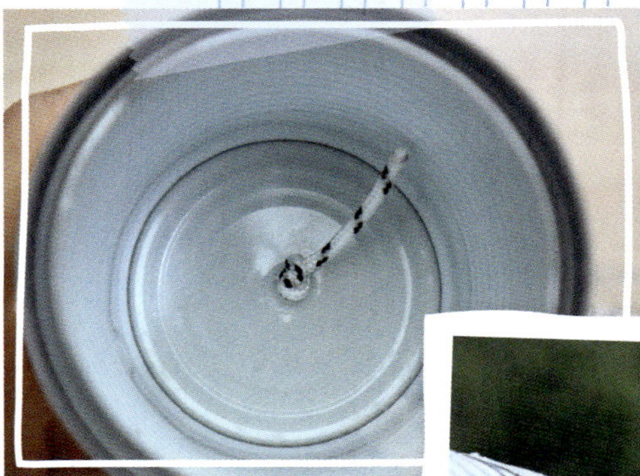

WER SPRICHT DA?

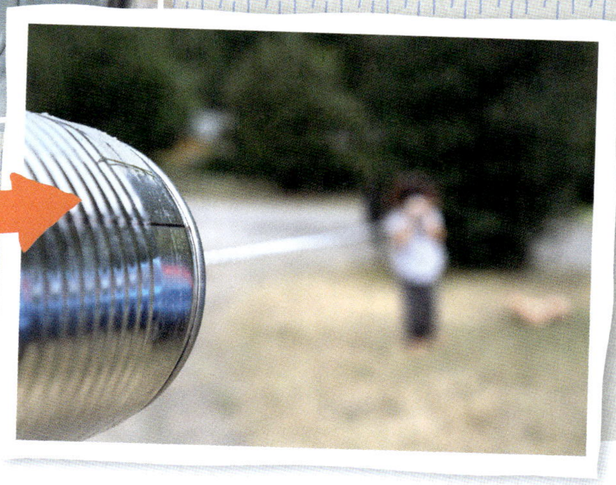

99

SOCKEN-HAARGUMMIS

Wer ein langhaariges Kleinkind im Haus hat, kennt vielleicht das Problem: Haargummis verschwinden, als würden sie sich in Luft auflösen. Wenn du nicht immer wieder neue kaufen möchtest, nimm die nächste Single-Socke, die du nicht mehr brauchen kannst, und schneide ein paar Streifen ab. Et voilà! Aus einer Kindersocke bekommst du ca. zehn Haargummis. Mit der Zeit lässt die Elastizität von Socken nach, deswegen sollte sie für diesen Hack nicht zu alt sein.

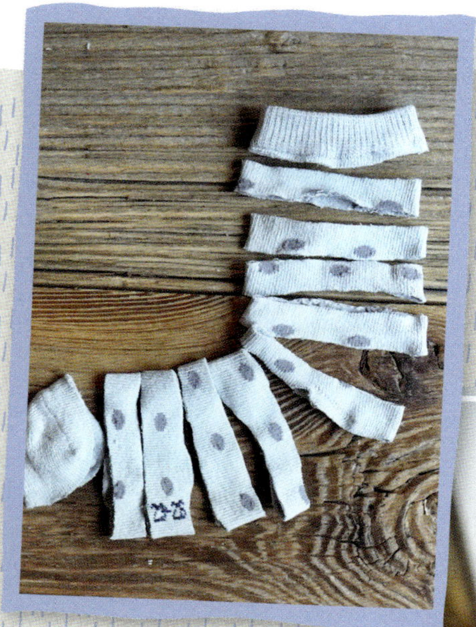

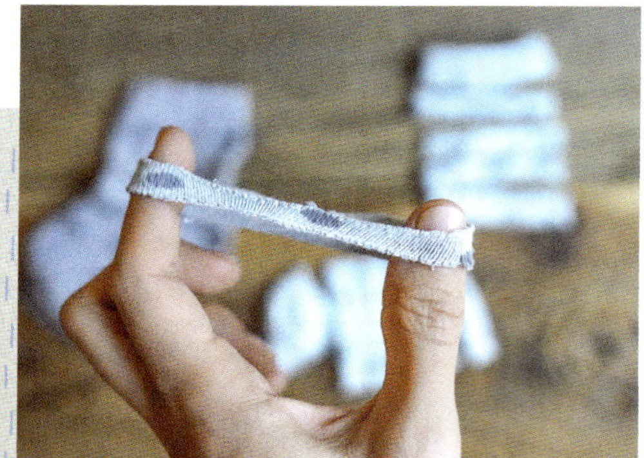

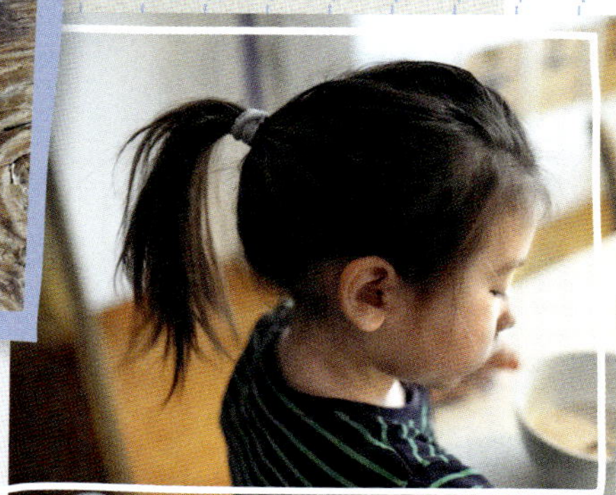

100

BATTERIEBOX

60 Prozent aller gekauften Batterien werden im Restmüll entsorgt. Und ich denke, viele davon fallen im Familienalltag an. Noch vorbildlicher wäre natürlich die Verwendung von Akkus, trotzdem ist viel getan, wenn du leere Batterien sammelst und im Discounter, Drogerie- oder Baumarkt kostenlos zurückgibst. Aus einer Kaffee- oder Milcherpulverdose kannst du eine Familien-Batteriebox machen. Schneide dafür im einfachsten Fall einen batteriegroßen Spalt in den Deckel oder tobt euch kreativ aus. So weiß jeder ganz genau, wohin mit alten Batterien.

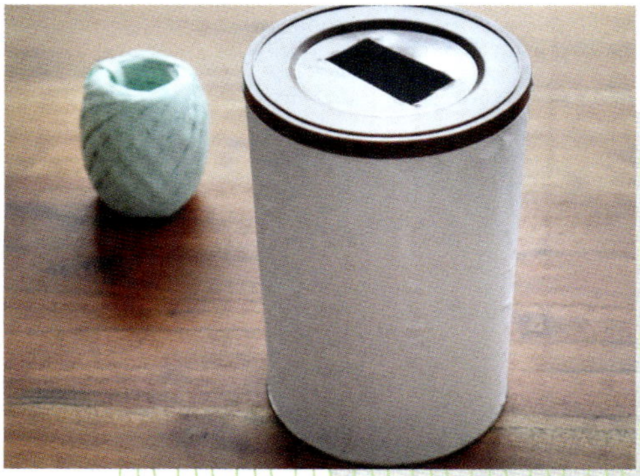

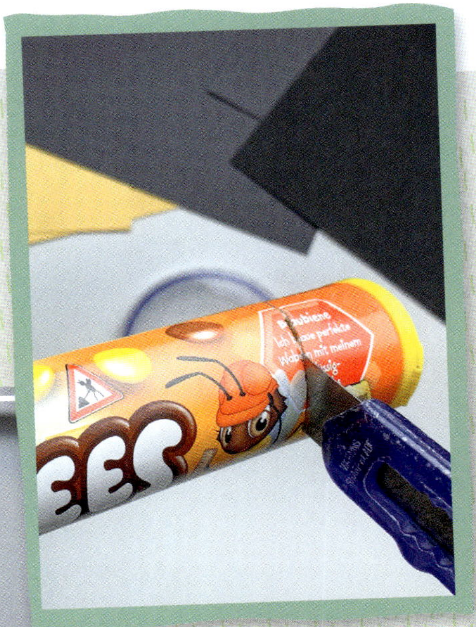

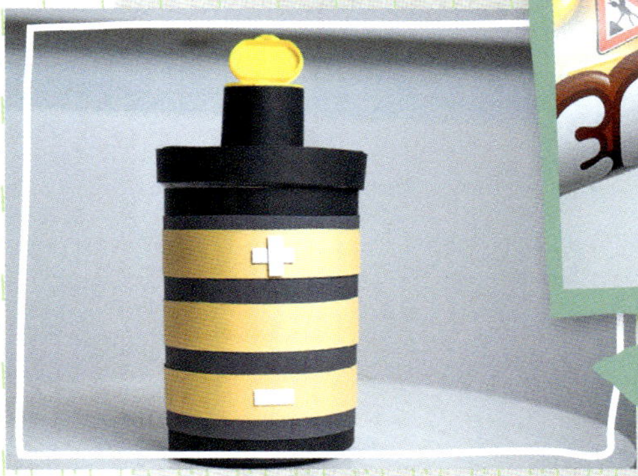

SAMMELBOX

Register

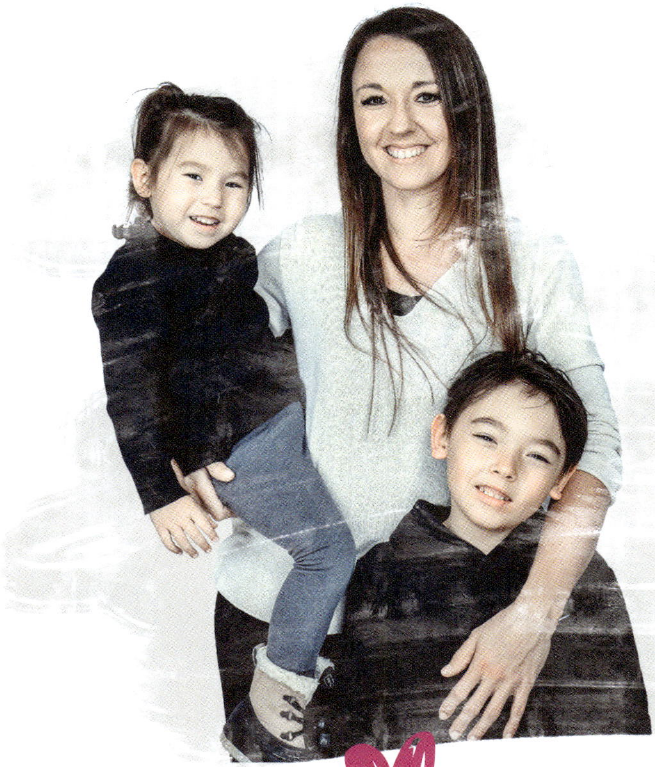

GU ist eine eingetragene Marke der GRÄFE UND UNZER VERLAG GmbH, www.gu.de

ISBN 978-3-8338-7795-7

1. Auflage 2021

Projektleitung: Ariane Hug
Lektorat: Sylvie Hinderberger
Bildredaktion: Nele Schneidewind
Umschlaggestaltung und Layout: independent Medien-Design, Horst Moser, München
Satz: Christopher Hammond
Herstellung: Petra Roth
Repro: Medienprinzen GmbH, München
Druck & Bindung: Firmengruppe APPL, aprinta druck, Wemding

Printed in Germany

Umwelthinweis:
Dieses Buch wurde auf PEFC-zertifiziertem Papier aus nachhaltiger Waldwirtschaft gedruckt

Die GU-Homepage finden Sie unter www.gu.de

Bildnachweis
Fotoproduktion: Julia Lanzke
Cover: Stocksy
Autorenfoto S. 4: Studioline
Icons im Innenteil: iStockphoto
Syndication:
www.seasons.agency

Dank
Ich möchte mich hier bei allen bedanken, die direkt und indirekt dazu beigetragen haben, dass dieses Buch entstanden ist. Zuerst bei meiner treuen mamiblock Community, aber auch bei der großartigen Susanne Mierau (susanne-Mierau.de), die mich inspiriert und für das Thema sensibilisiert hat. Und last but not least bei meiner lieben Familie, insbesondere meinem Mann Heiko und meinen wundervollen Kindern.

Wichtiger Hinweis
Die Inhalte des vorliegenden Buches wurden mit größter Sorgfalt erstellt und haben sich in der Praxis bewährt. Alle Leserinnen und Leser sind jedoch aufgefordert, selbst zu entscheiden, ob und inwieweit sie die Anleitungen umsetzen wollen und können. Weder Autorin noch Verlag können für eventuelle Nachteile, die aus den im Buch gegebenen praktischen Hinweisen resultieren, eine Haftung übernehmen.

www.facebook.com/gu.verlag

GRÄFE UND UNZER

Ein Unternehmen der
GANSKE VERLAGSGRUPPE

QUALITÄTS GARANTIE

LIEBE LESERINNEN UND LESER,

wir wollen Ihnen mit diesem Buch Informationen und Anregungen geben, um Ihnen das Leben zu erleichtern oder Sie zu inspirieren, Neues auszuprobieren. Wir achten bei der Erstellung unserer Bücher auf Aktualität und stellen höchste Ansprüche an Inhalt und Gestaltung. Alle Anleitungen und Rezepte werden von unseren Autoren, jeweils Experten auf ihren Gebieten, gewissenhaft erstellt und von unseren Redakteuren/innen mit größter Sorgfalt ausgewählt und geprüft.

Haben wir Ihre Erwartungen erfüllt? Sind Sie mit diesem Buch und seinen Inhalten zufrieden? Wir freuen uns auf Ihre Rückmeldung. Und wir freuen uns, wenn Sie diesen Titel weiterempfehlen, in Ihrem Freundeskreis oder bei Ihrem online-Kauf.

Sollten wir Ihre Erwartungen so gar nicht erfüllt haben, tauschen wir Ihnen Ihr Buch jederzeit gegen ein gleichwertiges zum gleichen oder ähnlichen Thema um.

KONTAKT ZUM LESERSERVICE

GRÄFE UND UNZER VERLAG
Grillparzerstraße 12
81675 München
www.gu.de